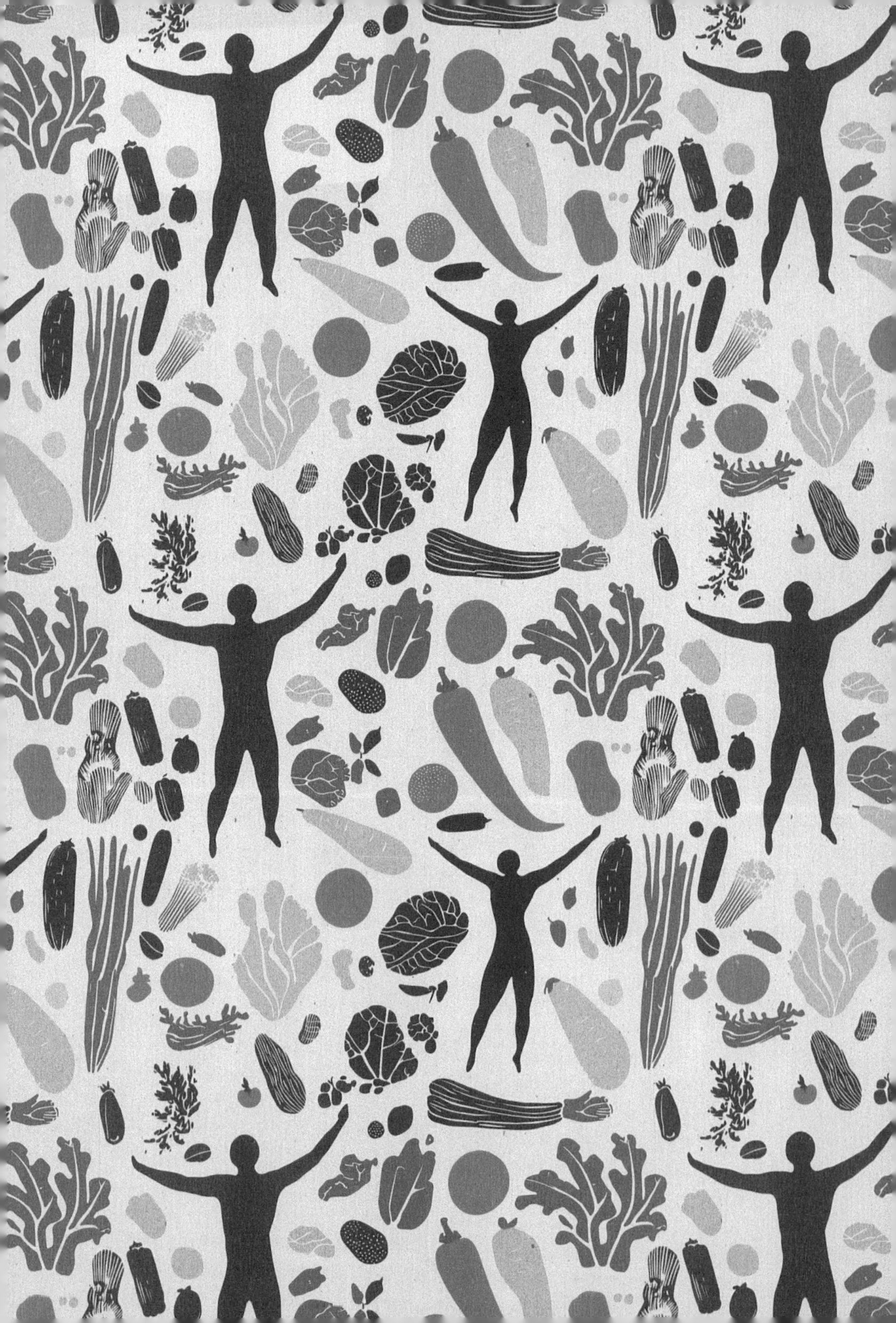

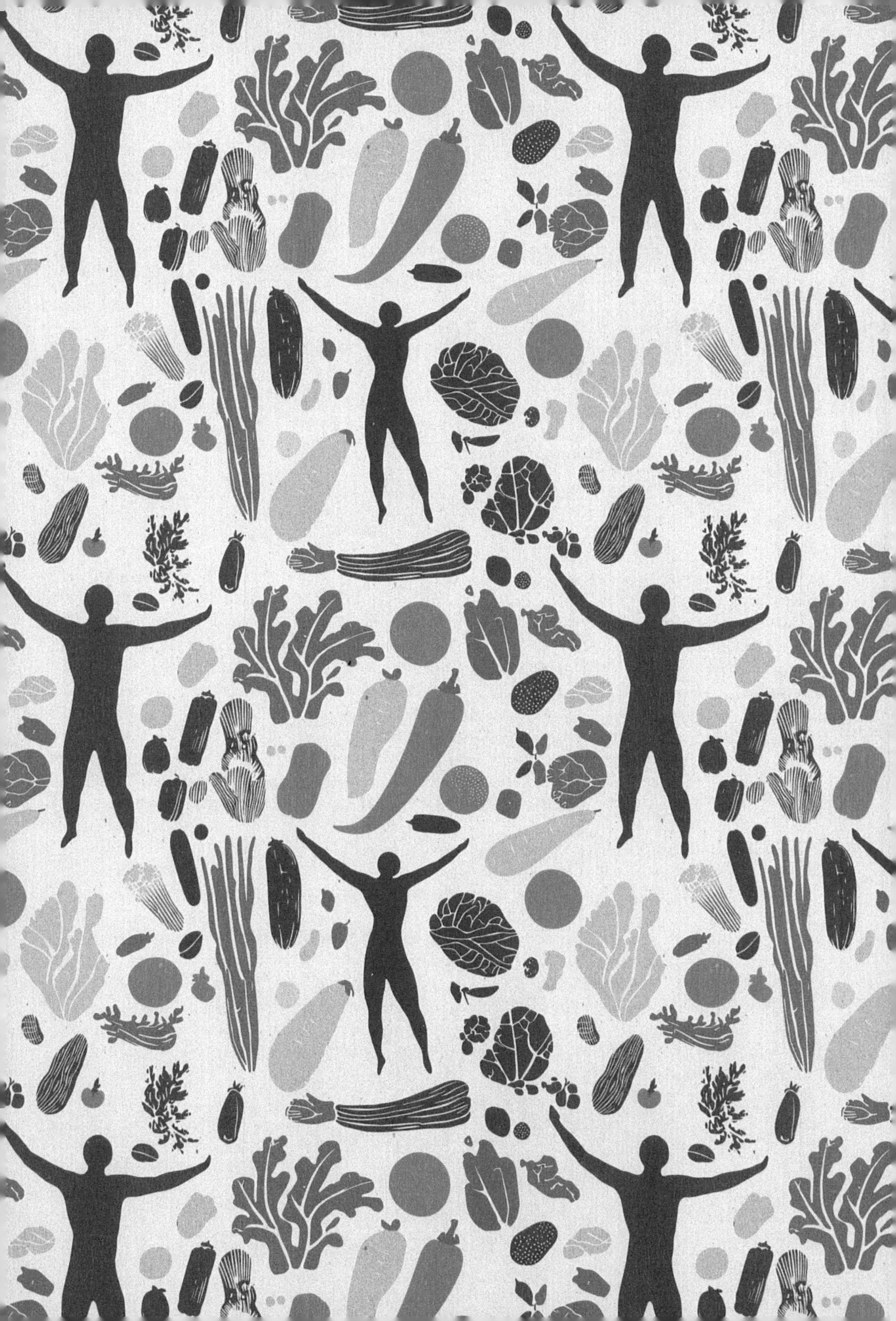

Colophon

Saage Media GmbH
c/o SpinLab – The HHL Accelerator
Spinnereistraße 7
04179 Leipzig, Germany
E-Mail: contact@SaageMedia.com
Web: www.SaageMedia.com
Commercial Register: Local Court Leipzig, HRB 42755 (Handelsregister: Amtsgericht Leipzig, HRB 42755)
Managing Director: Rico Saage (Geschäftsführer)
VAT ID Number: DE369527893 (USt-IdNr.)

Editore: Saage Media GmbH
Pubblicazione: 02.2025
Design della copertina: Saage Media GmbH
ISBN Brossura (it): 978-3-384-52200-9
ISBN Ebook (it): 978-3-384-52201-6

Note legali / Avvisi

I link esterni e i riferimenti alle fonti elencati in questo libro sono stati verificati al momento della pubblicazione. L'autore non ha alcuna influenza sulla progettazione e sui contenuti attuali e futuri delle pagine collegate. Il fornitore del sito web collegato è l'unico responsabile per contenuti illegali, errati o incompleti e per danni derivanti dall'uso o dal mancato uso delle informazioni, non chi fa riferimento alla rispettiva pubblicazione tramite link. Tutte le fonti esterne utilizzate sono elencate nella bibliografia. Nonostante l'accurato controllo dei contenuti, non ci assumiamo alcuna responsabilità per i contenuti di fonti esterne. Gli operatori delle fonti citate sono gli unici responsabili del loro contenuto. Immagini e fonti di terzi sono contrassegnate come tali. La riproduzione, l'elaborazione, la distribuzione e qualsiasi tipo di sfruttamento al di fuori dei limiti del diritto d'autore richiedono il consenso scritto dell'autore o del creatore.

Questo libro è stato tradotto dal tedesco. Non si possono escludere completamente deviazioni dall'originale o errori di traduzione. Tutte le fonti citate nel libro sono disponibili in inglese. Non ci assumiamo alcuna responsabilità per eventuali imprecisioni o malintesi di contenuto derivanti dalla traduzione.

I dati nei diagrammi che non sono esplicitamente contrassegnati con una fonte non si basano su studi ma sono ipotesi non vincolanti per una migliore visualizzazione.

Questo libro è stato creato utilizzando l'Intelligenza Artificiale (IA) e altri strumenti. Tra le altre cose, sono stati utilizzati strumenti per la ricerca, la scrittura/editing e la generazione di illustrazioni decorative. Nonostante i controlli, non si possono escludere completamente gli errori. Vorremmo sottolineare che l'uso dell'IA serve come strumento di supporto per offrire ai nostri lettori un'esperienza di lettura di alta qualità e stimolante.

I riferimenti e le citazioni contenuti in questo libro sono stati accuratamente ricercati e riprodotti nel loro significato. L'interpretazione e la presentazione del contenuto citato riflettono la comprensione dell'autore e non necessariamente corrispondono all'intenzione o all'opinione degli autori originali. Per le citazioni parafrasate, le dichiarazioni principali delle fonti originali sono state incorporate nel contesto di quest'opera secondo le migliori conoscenze e convinzioni, ma possono deviare dalle formulazioni originali e dalle sfumature di significato a causa del trasferimento e della semplificazione. Tutte le fonti utilizzate sono completamente elencate nella bibliografia e possono essere lette lì nell'originale. La responsabilità dell'interpretazione e dell'incorporazione contestuale del contenuto citato è dell'autore di questo libro. Per domande scientifiche e informazioni dettagliate, si raccomanda di consultare le fonti originali. L'autore si è sforzato di presentare argomenti scientifici complessi in modo generalmente comprensibile. Non si possono escludere semplificazioni e generalizzazioni. Non può essere fornita alcuna garanzia per l'accuratezza tecnica e la completezza delle presentazioni semplificate. La riproduzione parafrasata di citazioni e scoperte scientifiche viene effettuata coscienziosamente in conformità con la legge sulle citazioni secondo § 51 UrhG e tutte le disposizioni pertinenti sul diritto d'autore di altri paesi. Quando si semplifica, trasferisce e possibilmente traduce contenuto scientifico in un linguaggio generalmente comprensibile, si possono perdere sfumature di significato e dettagli tecnici. L'autore non rivendica diritti sulle opere citate e rispetta tutti i diritti d'autore degli autori originali. Se viene rilevato un uso non autorizzato, l'autore chiede di essere informato per prendere le misure appropriate. Per scopi accademici e quando utilizzato come riferimento scientifico, si raccomanda espressamente di consultare le fonti originali. La presentazione semplificata serve esclusivamente per informazione scientifica popolare.

Le informazioni contenute in questo libro riguardanti la dieta vegetariana per il metabolismo e l'ottimizzazione del metabolismo sono state accuratamente ricercate e verificate. Tuttavia, tutte le informazioni sono fornite senza garanzia. Né l'editore né l'autore possono assumersi responsabilità per eventuali svantaggi o danni derivanti dai suggerimenti forniti nel libro. Le raccomandazioni nutrizionali e le ottimizzazioni del metabolismo presentate non sostituiscono una consulenza medica o nutrizionale professionale. Prima di iniziare la dieta metabolica descritta, è consigliabile far controllare il proprio stato di salute da un medico o un nutrizionista qualificato, soprattutto se si soffre di patologie preesistenti, si assumono farmaci o si è in gravidanza. L'efficacia dei metodi descritti può variare da individuo a individuo. Non è possibile garantire i successi della dieta metabolica presentata. Le scoperte scientifiche e le raccomandazioni nutrizionali potrebbero essersi evolute dalla stampa del libro. Si raccomanda di controllare regolarmente la situazione attuale della ricerca. Le fonti utilizzate e la letteratura di approfondimento si trovano nell'appendice del libro.

Bendis Saage

Dieta Metabolica Vegetariana: Risvegliare il Metabolismo Naturalmente

La guida pratica per ottimizzare il metabolismo con un'alimentazione vegetale, tecniche di attivazione naturale e un piano alimentare di 30 giorni

66 Fonti
42 Diagrammi
45 Immagini
7 Illustrazioni

Cari lettori,

vi ringraziamo di cuore per aver scelto questo libro. Con la vostra scelta ci avete dato non solo la vostra fiducia, ma anche parte del vostro prezioso tempo. Lo apprezziamo molto.

Vuoi ottimizzare il tuo metabolismo in modo naturale, senza ricorrere a prodotti di origine animale? La cura del metabolismo vegetariana offre un approccio scientificamente fondato per un'attivazione sostenibile del metabolismo, completamente priva di ormoni artificiali come l'HCG. Questo libro pratico mostra come puoi supportare efficacemente il tuo metabolismo attraverso la giusta combinazione di alimenti vegetali e movimento mirato. Scopri come spezie termogeniche, piante medicinali e pasti ottimamente bilanciati possano accelerare i tuoi processi metabolici in modo naturale. Il concetto di 30 giorni ti guiderà passo dopo passo verso un metabolismo ottimizzato e una nuova sensazione corporea. Con oltre 60 ricette pratiche, liste della spesa dettagliate e un concetto di movimento flessibile, avrai tutti gli strumenti per un'ottimizzazione del metabolismo di successo. Inizia oggi stesso con questo concetto collaudato per una vita più attiva e vitale!

Questa guida fornisce informazioni comprensibili e pratiche su un argomento complesso. Grazie a strumenti digitali autoprodotti che utilizzano anche reti neurali, siamo stati in grado di condurre ricerche approfondite. I contenuti sono stati strutturati in modo ottimale e sviluppati fino alla versione finale per fornire una panoramica ben fondata e facilmente accessibile. Il risultato: ottieni una visione completa e benefici di spiegazioni chiare ed esempi illustrativi. Anche il design visivo è stato ottimizzato attraverso questo metodo avanzato in modo da poter cogliere e utilizzare rapidamente le informazioni.

Ci impegniamo per la massima precisione, ma siamo grati per qualsiasi segnalazione di possibili errori. Visitate il nostro sito web per trovare le ultime correzioni e aggiunte a questo libro. Queste saranno incorporate anche nelle edizioni future.

Speriamo che vi piaccia leggere e scoprire cose nuove! Se avete suggerimenti, critiche o domande, attendiamo il vostro feedback. Solo attraverso uno scambio attivo con voi lettori le future edizioni e opere potranno diventare ancora migliori. Restate curiosi!

Bendis Saage

Saage Media GmbH - Squadra

- www.SaageBooks.com/it
- support@saagemedia.com
- Spinnereistraße 7 - c/o SpinLab – The HHL Accelerator, 04179 Leipzig, Germany

Accesso rapido alla conoscenza

Per garantire un'esperienza di lettura ottimale, desideriamo familiarizzarvi con le caratteristiche principali di questo libro:

- **Struttura Modulare:** Ogni capitolo è autonomo e può essere letto indipendentemente dagli altri.
- **Ricerca Approfondita:** Tutti i capitoli si basano su ricerche approfondite e sono supportati da riferimenti scientifici. I dati mostrati nei diagrammi servono per una migliore visualizzazione e si basano su ipotesi, non sui dati forniti nelle fonti. Un elenco completo delle fonti e dei crediti delle immagini si trova nell'appendice.
- **Terminologia Chiara:** I termini tecnici sottolineati sono spiegati nel glossario.
- **Riassunti dei Capitoli:** Alla fine di ogni capitolo troverete riassunti concisi che vi daranno una panoramica dei punti chiave.
- **Raccomandazioni Concrete:** Ogni sottocapitolo si conclude con un elenco di consigli specifici per aiutarvi a mettere in pratica ciò che avete imparato.

Materiali bonus aggiuntivi sul nostro sito web

Sul nostro sito web pianifichiamo di mettere a disposizione i seguenti materiali esclusivi:

- Contenuti bonus e capitoli aggiuntivi
- Un riepilogo complessivo compatto
- Una versione radiodrammatica. (In pianificazione)

Il sito web è attualmente in costruzione.

www.SaageBooks.com/it/
cura_metabolica_vegetariana-bonus-4CQOEQ

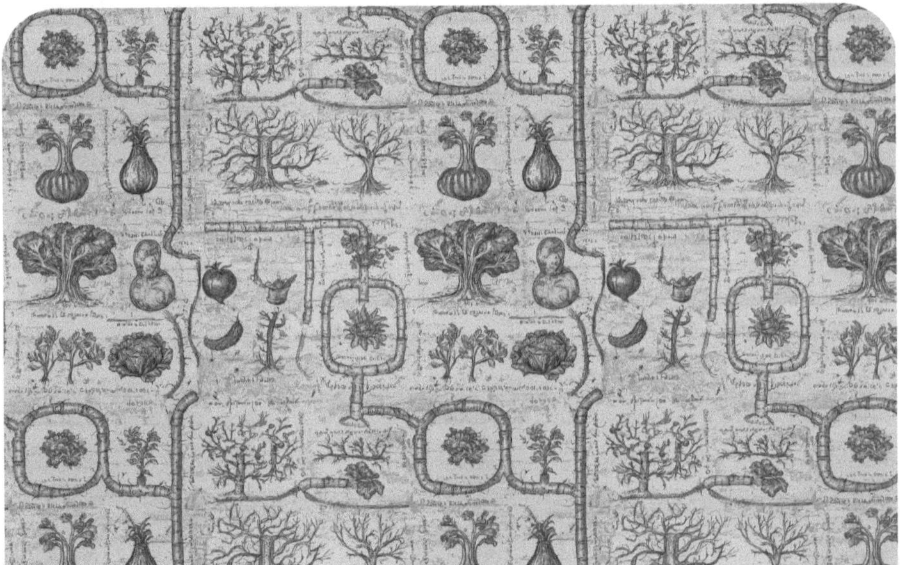

Indice

1. Fondamenti del metabolismo vegetariano

Perché le diete classiche spesso falliscono dopo poco tempo? Il metabolismo umano segue regole complesse che vanno ben oltre semplici conteggi calorici. Un'alimentazione completamente vegetale offre opportunità particolari per la regolazione naturale del metabolismo. I nutrienti giusti provenienti da fonti vegetali possono supportare il corpo nell'ottimizzazione dei suoi processi metabolici - senza ormoni artificiali o prodotti animali. In questo capitolo scoprirai le basi scientifiche per il tuo percorso personale verso un programma metabolico vegetale efficace.

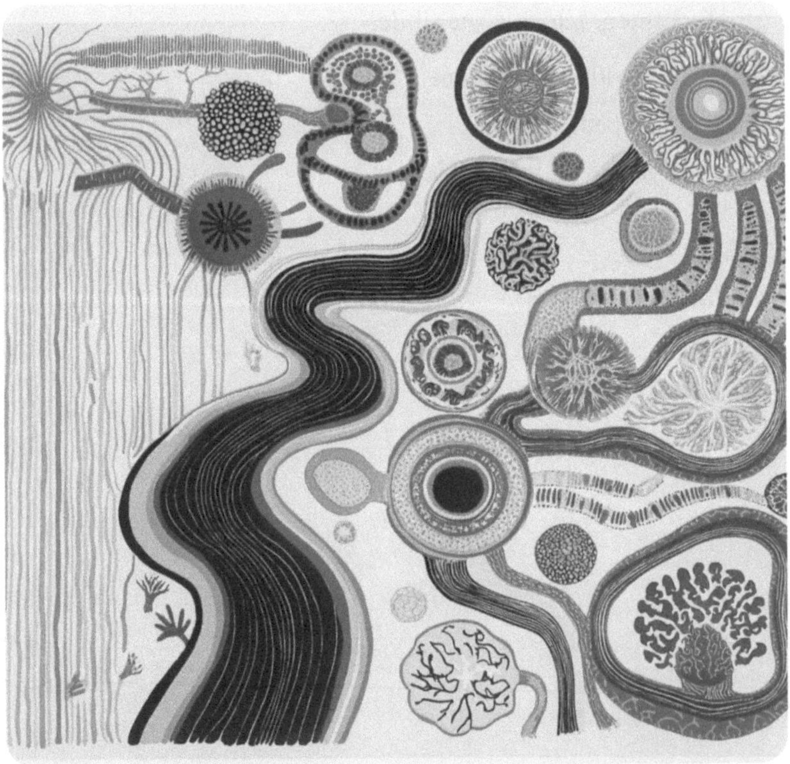

1. 1 Processi metabolici biologici

I processi metabolici biologici costituiscono la base di ogni dieta metabolica. Essi regolano l'estrazione, la conservazione e l'utilizzo dell'energia, influenzando direttamente il peso corporeo e la composizione corporea. Una dieta vegetariana può influenzare positivamente questi processi attraverso l'apporto di nutrienti specifici e l'evitamento di determinati alimenti. Tuttavia, la complessità del metabolismo presenta anche delle sfide. Comprendere i meccanismi sottostanti e ottimizzare il proprio metabolismo – continua a leggere!

> *Una dieta vegetariana equilibrata, ricca di fibre, antiossidanti, composti vegetali secondari, acidi grassi insaturi e iodio, supporta l'attivazione naturale del metabolismo, la regolazione ormonale e la funzione tiroidea, ottimizzando così le funzioni metaboliche di base.*

Attivazione naturale del metabolismo

L'attivazione naturale del metabolismo mira all'ottimizzazione dei processi corporei per la produzione e l'utilizzo dell'energia. Il metabolismo energetico del cervello, che dipende principalmente da glucosio e ossigeno, influisce sulle capacità cognitive. [s1] Sostanze metaboliche possono ridurre i danni neuronali, ad esempio causati da carenza di ossigeno, e migliorare le prestazioni cognitive, specialmente in caso di bassa disponibilità di glucosio. [s1] Anche alcune sostanze supportano la funzione mitocondriale e hanno effetti neuroprotettivi. [s1] Il digiuno, d'altra parte, attiva reazioni cellulari che riducono lo stress ossidativo e le infiammazioni, ottimizzano il metabolismo e migliorano la protezione cellulare. [s2] Si verifica la chetogenesi, un passaggio ai corpi chetonici come fonte di energia, in particolare quando le riserve di glucosio nel fegato sono esaurite. [s2]

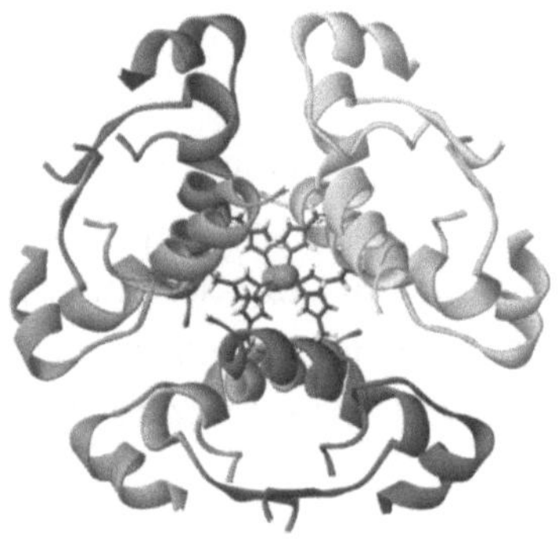

Insulina [i1]

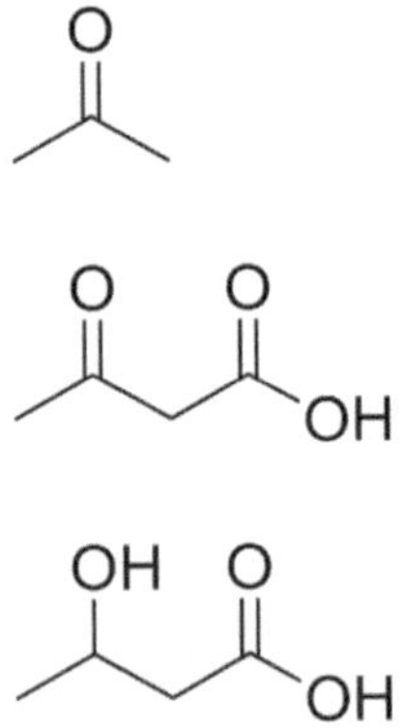

Corpi chetonici [i2]

Il digiuno può anche aumentare la sensibilità all'insulina e ridurre lo stress ossidativo. [s2] Una dieta vegetariana, ricca di fibre, antiossidanti e sostanze vegetali secondarie, può essere utilizzata terapeuticamente per la sindrome metabolica e le malattie cardiovascolari. [s3] Le fibre favoriscono la sensazione di sazietà e migliorano la sensibilità all'insulina. [s3] Acidi grassi insaturi, che si trovano in abbondanza negli alimenti vegetali, ottimizzano il profilo lipidico. [s3] L'astensione da carne rossa e lavorata riduce il rischio di sindrome metabolica e diabete di tipo 2. [s3] Le vitamine B9 (folato) e B12 (cobalamina) sono essenziali per il metabolismo, in particolare per la metilazione del DNA e l'omeostasi degli amminoacidi e dei lipidi. [s4] Una carenza può portare a disturbi della sintesi del DNA, infiammazioni e resistenza all'insulina. [s4] Un'integrazione di entrambe le vitamine può ridurre i livelli di omocisteina e quindi il rischio di sindrome metabolica. [s4] Anche l'alimentazione influisce sui percorsi di disintossicazione. Cavoli, bacche, soia, aglio e spezie come la curcuma possono favorire la biotrasformazione e l'eliminazione delle tossine. [s5]

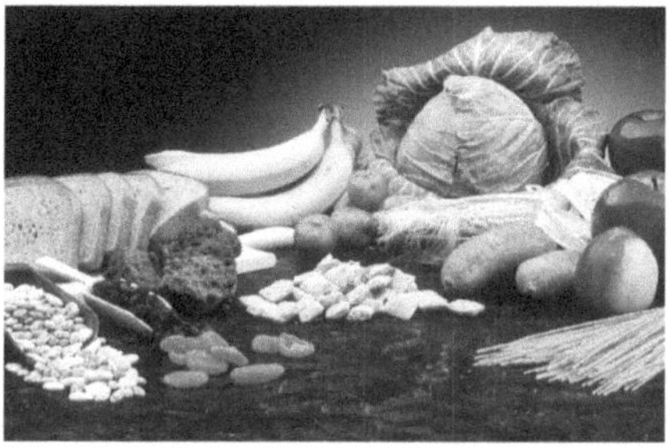

Fibre alimentari [i3]

Utile sapere

Acidi grassi insaturi

Sono acidi grassi essenziali che il corpo non può produrre autonomamente e devono essere assunti attraverso l'alimentazione. Nel contesto di una dieta vegetariana, sono importanti per la funzione cellulare e il metabolismo energetico.

Biotrasformazione

È la trasformazione di sostanze nel corpo, in particolare di sostanze estranee e farmaci. Nell'ambito di una dieta vegetariana, alcuni alimenti vegetali possono supportare la biotrasformazione e la disintossicazione.

Sostanze metaboliche

Sono sostanze che influenzano il metabolismo. Nel contesto di una dieta vegetariana, alcune sostanze vegetali, come ad esempio le sostanze vegetali secondarie, possono svolgere questa funzione e ottimizzare la produzione e l'utilizzo dell'energia.

Sostanze vegetali secondarie

Sono sostanze bioattive che si trovano nelle piante e possono avere vari effetti benefici per la salute. In una dieta vegetariana, contribuiscono al supporto del metabolismo e al rafforzamento del sistema immunitario.

Attivazione del tasso metabolico

Aumento del tasso metabolico durante una dieta vegetariana.

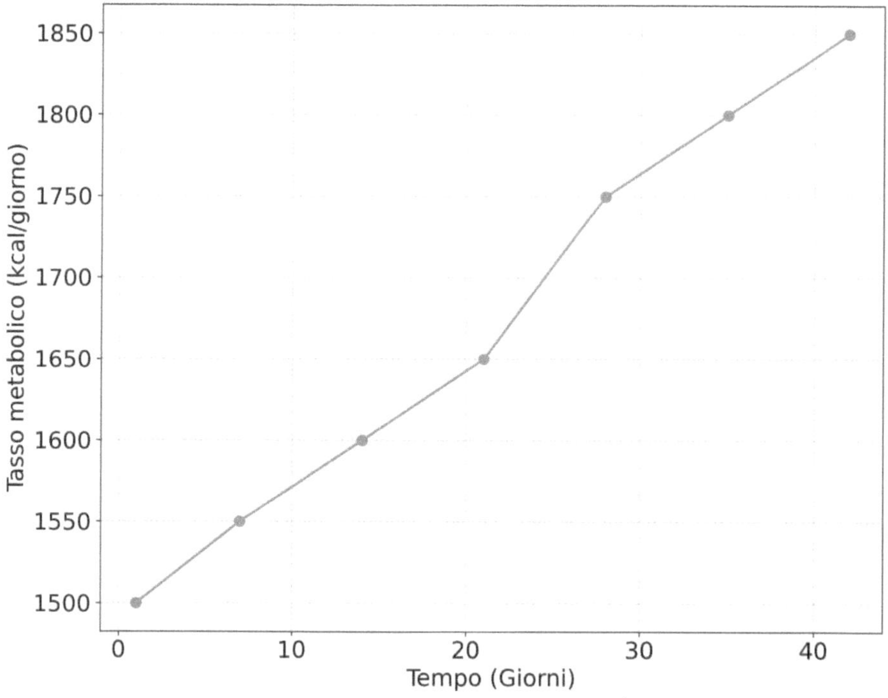

Il grafico mostra un graduale aumento del tasso metabolico nel tempo, suggerendo una risposta positiva al cambiamento dietetico. Il plateau iniziale potrebbe indicare un periodo di adattamento, seguito da una accelerazione sostenuta del metabolismo, probabilmente a causa di un maggiore assorbimento dei nutrienti o di cambiamenti nel microbiota intestinale.

Meccanismi di controllo ormonale

I meccanismi di controllo ormonale sono complessi e strettamente legati al metabolismo. L'assunzione di cibo, i ritmi circadiani e la flora intestinale influenzano questo circuito di regolazione. Il ritmo circadiano, il nostro orologio interno, regola il rilascio degli ormoni e influisce sui processi metabolici. [s6] Un allineamento dell'assunzione di cibo a questi ritmi può promuovere la salute metabolica. [s6] Ad esempio, una dieta vegetariana con orari dei pasti regolari, che si orientano alla luce del giorno, può supportare il naturale ritmo circadiano. Anche la flora intestinale gioca un ruolo importante. Gli acidi grassi a catena corta (SCFAs), che si formano attraverso la degradazione batterica delle fibre nell'intestino, agiscono sul metabolismo energetico. [s7] Influenzano il bilancio di grassi, zuccheri e colesterolo, fungendo da fornitori di energia o molecole segnale. [s7] Una dieta vegetariana ricca di fibre con prodotti integrali, verdure e frutta promuove la formazione di questi SCFAs. Il digiuno, a sua volta, influisce su diversi ormoni. L'insulina e il glucosio diminuiscono, mentre l'IGFBP1 aumenta, il che può potenzialmente proteggere dai danni al DNA. [s8] Allo stesso tempo, aumentano l'adiponectina e la grelina, che possono migliorare la sensibilità all'insulina e ridurre le infiammazioni. [s8]

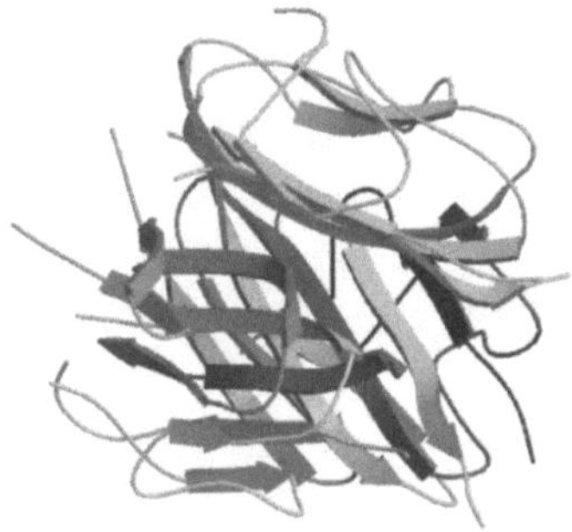

Adiponectina [i4]

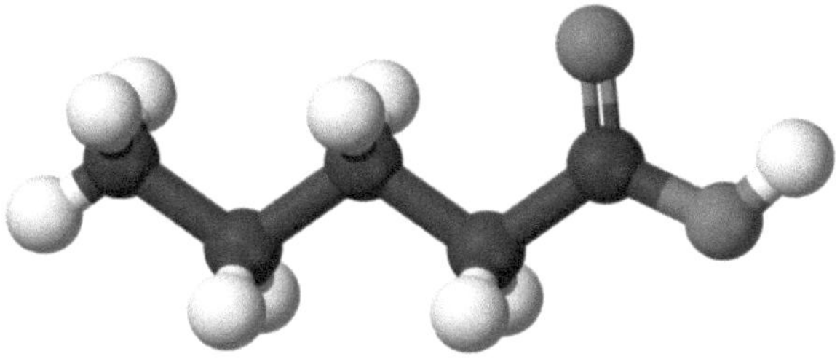

Acidi grassi a catena corta [i5]

Utile sapere

Grelina

La grelina è un ormone che regola l'appetito. In relazione a una dieta vegetariana, la grelina può influenzare la sensazione di fame e quindi controllare l'assunzione di calorie.

Adiponectina

L'adiponectina è un ormone prodotto dalle cellule adipose che migliora la sensibilità all'insulina. In una dieta vegetariana, l'adiponectina può contribuire a regolare i livelli di zucchero nel sangue e promuovere la combustione dei grassi.

Ritmo circadiano

Il ritmo circadiano influisce sul rilascio degli ormoni, sulla digestione e sull'assunzione di nutrienti. In una dieta vegetariana, l'adattamento dei pasti al ritmo naturale del giorno può ottimizzare il metabolismo e supportare la perdita di peso.

Influenza Ormonale sul Metabolismo (Dieta Vegetariana)

Impatto ormonale sui processi metabolici, classificato per tipo di ormone ed effetto sul metabolismo.

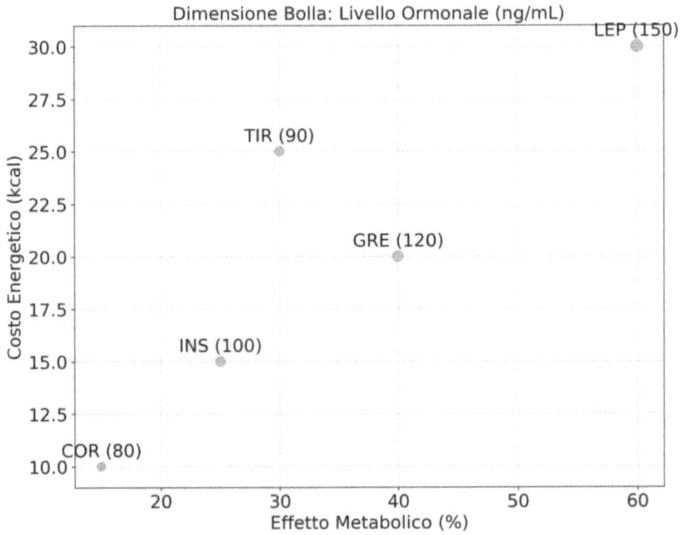

Blasengröße: Livello Ormonale (ng/mL)

COR: Cortisolo

INS: Insulina

TIR: Tiroxina

GRE: Grelina

LEP: Leptina

Il grafico visualizza l'interazione degli ormoni e la loro influenza sul metabolismo durante una dieta vegetariana. Bolle più grandi indicano un effetto metabolico più forte. Gli ormoni correlati alla regolazione dell'appetito sembrano avere un impatto più significativo rispetto a quelli coinvolti nell'assorbimento dei nutrienti, suggerendo possibilmente l'adattamento del corpo al cambiamento dietetico. I costi variabili tra i tipi di ormoni potrebbero rappresentare il dispendio energetico associato a ciascun processo ormonale.

Funzioni metaboliche di base

Le funzioni metaboliche di base comprendono tutti i processi biochimici che avvengono nel nostro corpo per generare, immagazzinare e utilizzare energia. Questi processi sono essenziali per la crescita, la riparazione e il mantenimento di tutte le funzioni corporee. L'ormone tiroideo (TH) svolge un ruolo centrale nella regolazione del metabolismo e agisce su vari organi come il cervello, il fegato, il tessuto adiposo e i muscoli. [s9] TH influisce direttamente e indirettamente sul metabolismo del colesterolo e dei carboidrati e modula la sensibilità all'insulina del fegato. [s9] Una dieta vegetariana equilibrata può supportare la funzione tiroidea fornendo una quantità adeguata di iodio, un componente essenziale di TH. Alimenti ricchi di iodio come alghe, alga marina e sale iodato dovrebbero quindi essere integrati nella dieta per garantire una produzione ottimale di TH. L'interazione di TH con altri recettori nucleari come PPAR e LXR gioca un ruolo importante nella regolazione del metabolismo lipidico e dei carboidrati. [s9] La produzione di TH è controllata dall'asse ipotalamo-ipofisi-tiroide ed è modulata da segnali alimentari e ormonali. [s9] Regolando il metabolismo basale e la termogenesi adattativa, TH influisce sul peso corporeo e sulla composizione corporea. [s9] Una dieta vegetariana, ricca di frutta, verdura e cereali integrali, può contribuire a un peso corporeo sano grazie al suo impatto positivo sul metabolismo e sulla regolazione ormonale. Oltre a una dieta equilibrata, l'esercizio fisico regolare può stimolare il metabolismo e supportare l'azione di TH. Combinando una dieta equilibrata con un'attività fisica regolare, è possibile ottimizzare le funzioni metaboliche di base e promuovere la salute generale.

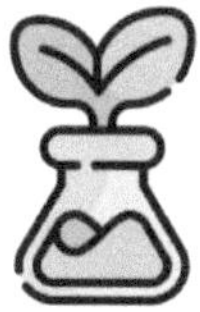

Utile sapere

Asse ipotalamo-ipofisi-tiroide

L'asse ipotalamo-ipofisi-tiroide è un sistema complesso che controlla la produzione e il rilascio degli ormoni tiroidei. L'ipotalamo e l'ipofisi nel cervello inviano segnali alla tiroide per adattare la produzione di TH alle esigenze del corpo. Una dieta vegetariana equilibrata può contribuire a mantenere in equilibrio questo asse.

Metabolismo

Il metabolismo descrive l'insieme di tutti i processi chimici nel corpo che trasformano i nutrienti in energia e forniscono materiali per le cellule. In una dieta vegetariana, il metabolismo gioca un ruolo centrale, poiché si intende ottimizzare la produzione e l'uso di energia da alimenti vegetali.

Distribuzione del metabolismo dei macronutrienti (vegetariano)

Tipico metabolismo dei macronutrienti in una dieta vegetariana.

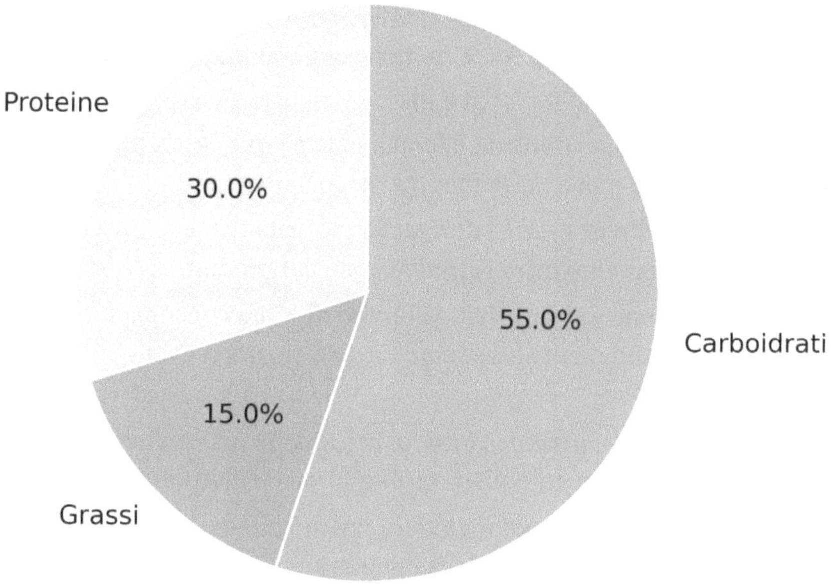

- CAR: Carboidrati
- FAT: Grassi
- PRO: Proteine

I carboidrati rappresentano una parte sostanziale della produzione di energia in una dieta vegetariana, evidenziando l'importanza dei carboidrati complessi provenienti da fonti come cereali integrali, frutta e verdura. Il metabolismo delle proteine contribuisce in modo significativo, dimostrando il ruolo delle fonti proteiche vegetali come legumi, noci e semi. Il metabolismo dei grassi svolge un ruolo vitale, ma la sua proporzione potrebbe essere inferiore rispetto alle diete più ricche di prodotti animali. Questa distribuzione sottolinea la necessità di un apporto equilibrato di vari alimenti vegetali per garantire un apporto energetico e nutritivo essenziale sufficiente.

Consigli concreti

- Integra alimenti fermentati come crauti o kimchi nella tua dieta vegetariana per promuovere la salute intestinale e l'assorbimento dei nutrienti.
- Varia le tue fonti di proteine, utilizzando oltre ai legumi anche noci, semi e pseudocereali come quinoa o amaranto, per garantire un profilo aminoacidico completo.
- Mangia consapevolmente e lentamente a ogni pasto, per supportare la digestione e percepire meglio i segnali di sazietà.
- Bevi a sufficienza acqua durante la giornata, per ottimizzare il metabolismo e favorire l'eliminazione dei prodotti di scarto.
- Fai attenzione a un adeguato apporto di iodio consumando alimenti ricchi di iodio o eventualmente integrando dopo aver consultato il tuo medico.
- Incorpora regolarmente l'attività fisica nella tua routine quotidiana, per stimolare il metabolismo e migliorare la sensibilità all'insulina.
- Sperimenta con diversi metodi di preparazione per le verdure, per aumentare la biodisponibilità dei nutrienti, ad esempio attraverso sbollentatura o cottura a vapore.
- Pianifica i tuoi pasti in anticipo, per assicurarti di assumere tutti i nutrienti essenziali in quantità adeguate e per evitare attacchi di fame.
- Crea un'atmosfera rilassata durante i pasti, per favorire la digestione e ridurre lo stress.
- Rifletti regolarmente sulle tue abitudini alimentari e adattale, se necessario, alle tue esigenze e obiettivi individuali.
- Ascolta il tuo corpo e presta attenzione a segnali come fame e sazietà, per gestire al meglio il tuo apporto alimentare.

1. 2 Particolarità dell'alimentazione vegetale

Una cura metabolica vegetariana richiede una conoscenza approfondita delle peculiarità dell'alimentazione vegetale. Questo capitolo illustra la composizione ottimale dell'apporto nutrizionale, considera le possibili sfide come la copertura del fabbisogno proteico e di micronutrienti e mostra modi per ottimizzare la digestione. Una cura metabolica di successo si basa su un metabolismo funzionante: scopri qui come supportarlo al meglio con un'alimentazione vegetale.

Una dieta vegetale varia distribuita nel corso della giornata assicura che il corpo riceva tutti i macro e micronutrienti necessari, anche se alcune fonti proteiche vegetali sono limitate in singoli amminoacidi essenziali.

Fonti proteiche vegetali

Le proteine vegetali sono essenziali in una dieta vegetariana per la costruzione e il mantenimento dei tessuti corporei. A differenza dei prodotti animali, le fonti vegetali contengono spesso meno acidi grassi saturi e colesterolo, ma più fibre e vari micronutrienti [s10] [s11]. Legumi come lenticchie, ceci e fagioli, prodotti a base di soia come tofu e tempeh, così come noci, semi e cereali integrali forniscono quantità significative di proteine. La qualità proteica delle fonti vegetali è determinata dalla loro composizione di amminoacidi e dalla digeribilità [s12]. Mentre le proteine animali forniscono tutti gli amminoacidi essenziali in quantità adeguate, le fonti vegetali possono essere limitate in singoli amminoacidi. Non è necessario combinare tutti gli amminoacidi essenziali in ogni pasto [s13]. Una dieta varia distribuita durante la giornata assicura che il corpo riceva tutti i mattoni necessari. Chi, ad esempio, integra regolarmente diversi legumi, cereali e noci nella propria alimentazione, di solito soddisfa il proprio fabbisogno senza problemi. La combinazione di proteine vegetali con proteine animali – come avviene in una dieta ovo-lacto-vegetariana – può aumentare gli effetti anabolici e promuovere la sintesi proteica muscolare [s12]. Anche le tecniche di lavorazione influenzano la biodisponibilità e la digeribilità delle proteine vegetali [s14]. Infatti, la digeribilità delle proteine dei prodotti a base di soia è superiore rispetto ad altre fonti vegetali [s15]. Una dieta vegetariana ricca di proteine vegetali e fibre può avere effetti positivi sul metabolismo [s16] [s17]. Può migliorare la sensibilità all'insulina e ridurre il rischio di diabete di tipo 2 [s10] [s11] [s17]. Inoltre, può contribuire a prevenire l'acidosi metabolica grazie al minore carico acido [s18]. Anche i valori dei lipidi nel sangue possono essere influenzati positivamente dalle proteine vegetali, riducendo il rischio di malattie cardiovascolari [s11]. Una dieta vegetariana ben pianificata fornisce tutti i macro e

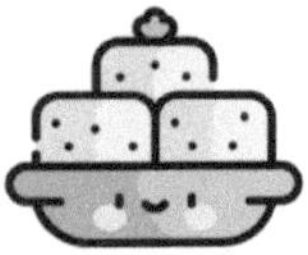

micronutrienti necessari [s11]. In una dieta vegana, invece, è consigliabile integrare alcuni nutrienti, come la vitamina B12 e D [s15].

Utile sapere

Acidosi metabolica

L'acidosi metabolica è un'eccessiva acidificazione del corpo. Una dieta vegetariana ricca di frutta e verdura può contribuire a evitare questa acidificazione e mantenere l'equilibrio acido-base, fondamentale per una dieta metabolica di successo.

Amminoacidi essenziali

Gli amminoacidi essenziali sono amminoacidi che il corpo non può produrre autonomamente e devono quindi essere assunti attraverso l'alimentazione. Nell'ambito di una dieta vegetariana per il metabolismo, è importante prestare attenzione a un'adeguata assunzione di questi amminoacidi essenziali per supportare al meglio il metabolismo.

Micronutrienti

I micronutrienti come vitamine e minerali sono essenziali per il metabolismo e la produzione di energia. Una dieta vegetariana per il metabolismo dovrebbe includere un'adeguata quantità di micronutrienti per fornire al corpo tutto il necessario.

Sensibilità all'insulina

La sensibilità all'insulina descrive quanto bene il corpo risponde all'ormone insulina. Una maggiore sensibilità all'insulina può essere promossa da una dieta vegetariana e è importante per mantenere un livello di zucchero nel sangue sano e un metabolismo equilibrato.

Contenuto proteico degli alimenti vegetali

Contenuto proteico per 100g

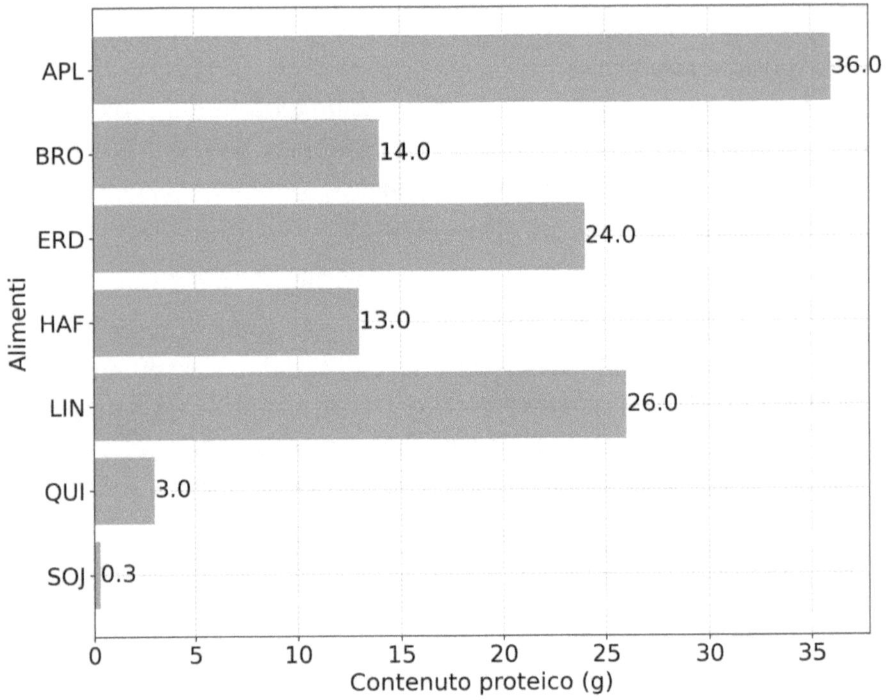

APL: Mela

BRO: Broccoli

ERD: Arachidi

HAF: Fiocchi d'avena

LIN: Lenticchie

QUI: Quinoa

SOJ: Soia

Soia, arachidi e lenticchie hanno il più alto contenuto proteico e sono quindi componenti preziosi di una dieta vegetariana. Anche i cereali come l'avena e la quinoa offrono quantità considerevoli di proteine. Verdure e frutta, invece, contengono relativamente poche proteine.

Nutrienti essenziali

Oltre alle proteine, l'organismo ha bisogno di una serie di altri nutrienti che devono essere forniti attraverso un'alimentazione vegetariana. I micronutrienti come vitamine e minerali svolgono un ruolo cruciale in diverse funzioni corporee. Sebbene una dieta a base vegetale sia ricca di molte vitamine, minerali e sekundaeren_pflanzenstoffen [s19], alcuni nutrienti presenti nei prodotti animali possono essere presenti in quantità inferiori o assorbiti meno efficacemente dal corpo [s20]. La vitamina B12, che si trova principalmente negli alimenti di origine animale, è un esempio di ciò. Per evitare carenze, i vegetariani dovrebbero integrare la vitamina B12, specialmente in caso di dieta vegana [s21]. Anche la vitamina D, che il corpo può produrre attraverso l'esposizione al sole, può essere integrata in caso di insufficiente esposizione solare o pelle scura [s22]. I minerali come ferro e zinco sono presenti negli alimenti vegetali, ma la loro biodisponibilità è inferiore rispetto a quella delle fonti animali. Combinazioni intelligenti nel piano alimentare possono migliorare l'assorbimento. Ad esempio, la vitamina C, abbondante negli agrumi o nei peperoni, aumenta l'assorbimento del ferro da fonti vegetali. I fitati, presenti nei cereali integrali e nei legumi, possono ostacolare l'assorbimento dello zinco. L'ammollo e la germinazione di legumi e cereali riducono il contenuto di fitati e migliorano quindi la disponibilità di zinco. Il calcio, importante per ossa e denti, è presente in alimenti vegetali come verdure a foglia verde scuro, tofu e prodotti vegetali arricchiti.

Gli acidi grassi Omega-3, in particolare EPA e DHA, che si trovano principalmente nel pesce grasso, possono essere assunti durante una dieta vegetariana attraverso olio di alghe o olio di semi di lino [s20]. Una dieta equilibrata e varia con una varietà di alimenti vegetali come legumi, cereali integrali, verdure, frutta, noci e semi [s23] contribuisce a soddisfare il fabbisogno della maggior parte dei nutrienti e a sfruttare i benefici di una dieta a base vegetale, come ad esempio un ridotto rischio di malattie croniche [s24].

Utile sapere

Micronutrienti

I micronutrienti che dovrebbero essere particolarmente considerati durante una dieta metabolica vegetariana includono vitamina B12, vitamina D, ferro, zinco, calcio e acidi grassi Omega-3. Una selezione e combinazione mirata di alimenti, insieme a eventuali integrazioni, aiutano a soddisfare il fabbisogno e a supportare al meglio il metabolismo.

Distribuzione dei macronutrienti (esempio di dieta vegetariana)

Esempio di ripartizione dei macronutrienti per una dieta vegetariana.

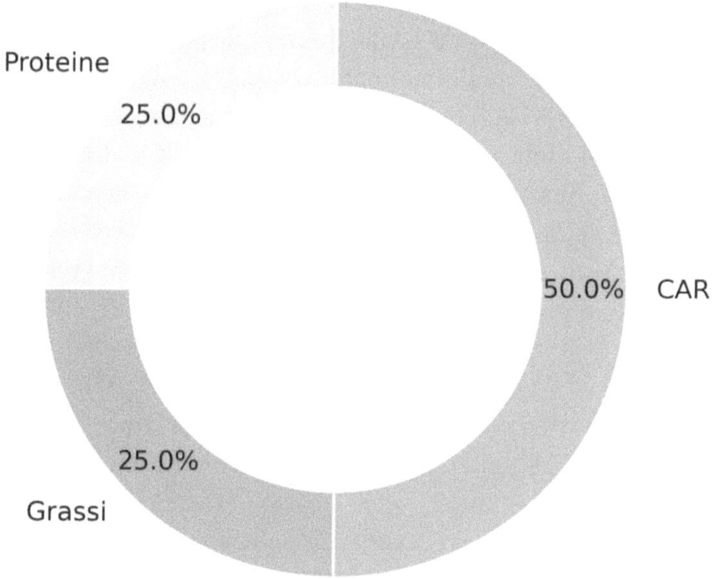

- CAR: Carboidrati
- Grassi: Grassi
- Proteine: Proteine

Questo grafico illustra una potenziale distribuzione dei macronutrienti per una dieta vegetariana equilibrata. La maggiore percentuale di carboidrati riflette la dipendenza da alimenti vegetali. Un adeguato apporto proteico può essere ottenuto attraverso diverse fonti come legumi, tofu e noci. Anche i grassi sani provenienti da fonti come avocado, noci e semi sono componenti importanti.

Ottimizzazione della digestione

Una digestione ottimale è essenziale per il benessere e l'assorbimento dei nutrienti. Una dieta vegetale, ricca di fibre e polifenoli, promuove una flora intestinale diversificata, che ha effetti positivi sulla salute [s25]. Questa diversità comprende, tra l'altro, batteri che producono butirrato, un acido grasso a catena corta che funge da fonte di energia per le cellule intestinali e possiede proprietà antinfiammatorie [s25]. Una dieta vegetale equilibrata supporta la crescita di batteri intestinali utili e riduce al contempo la presenza di batteri dannosi [s26]. In questo modo, contribuisce a una flora intestinale sana, che a sua volta influisce positivamente sulla digestione, sul sistema immunitario e sull'equilibrio dei batteri intestinali [s26]. Probiotici, microrganismi vivi e prebiotici, componenti alimentari non digeribili che favoriscono la crescita dei batteri utili, possono ulteriormente supportare la salute intestinale. Chi arricchisce il proprio yogurt con semi di lino o semi di chia assume contemporaneamente probiotici (dallo yogurt) e prebiotici (dai semi), sostenendo così la flora intestinale in due modi. Attraverso la selezione e combinazione mirata degli alimenti, è possibile ottimizzare la digestione e promuovere la salute.

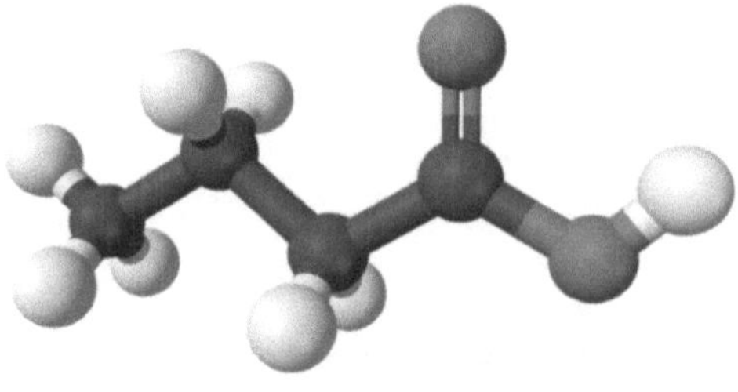

Butirrato [i6]

Utile sapere

Polifenoli

Sostanze vegetali secondarie che si trovano in molti alimenti vegetali e hanno proprietà antiossidanti, che possono essere vantaggiose per una sana dieta metabolica.

Prebiotici

Componenti alimentari non digeribili (ad es. inulina, amido resistente) che favoriscono la crescita e l'attività dei batteri utili nell'intestino. Possono aumentare l'efficacia di una dieta metabolica vegetariana.

Probiotici

Microrganismi vivi (ad es. nello yogurt, nei crauti) che influenzano positivamente la flora intestinale e possono supportare la digestione e l'assorbimento dei nutrienti durante una dieta metabolica vegetariana.

Efficienza Digestiva con una Dieta a Base Vegetale

Miglioramento della digestione nel tempo con una dieta metabolica vegetariana.

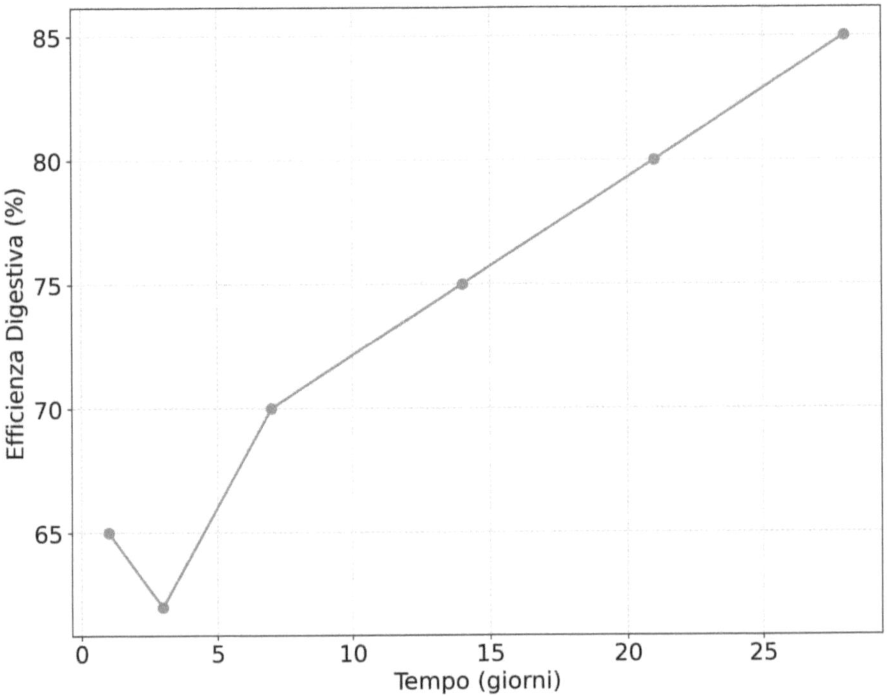

Il grafico illustra una tendenza generale di aumento dell'efficienza digestiva nel tempo. Gli adattamenti iniziali possono portare a leggere fluttuazioni, ma il modello generale suggerisce che il corpo si adatta alla dieta a base vegetale, con conseguente migliore assorbimento dei nutrienti e minore disagio digestivo.

Consigli concreti

- Aumenta l'assunzione di proteine dai legumi immergendoli in acqua per tutta la notte prima della cottura e scartando l'acqua di ammollo.
- Combina cereali e legumi non solo in un pasto, ma anche durante la giornata per ottimizzare l'assorbimento delle proteine.
- Scopri la varietà dei germogli: i germogli contengono nutrienti concentrati ed enzimi che supportano la digestione e il metabolismo.
- Ruota le tue fonti di proteine vegetali settimanalmente per assicurarti di ricevere tutti gli aminoacidi essenziali e scoprire nuovi sapori.
- Integra regolarmente le alghe nella tua dieta per migliorare l'apporto di iodio e acidi grassi omega-3, ad esempio aggiungendo fogli di nori a insalate o zuppe.
- Bevi tè verde con i tuoi pasti ricchi di ferro per inibire l'assorbimento del ferro non-eme da fonti vegetali e così evitare un'eccessiva assunzione.
- Sperimenta con prodotti di soia fermentati come miso o natto per arricchire la tua flora intestinale con nuovi ceppi batterici e migliorare la digeribilità delle proteine.
- Prepara i tuoi pasti con oli vegetali ricchi di nutrienti come olio di semi di lino, olio di canapa o olio di noci per aumentare l'assunzione di acidi grassi omega-3.
- Essicca le erbe del tuo giardino o balcone e usale come un'aggiunta aromatica e nutriente ai tuoi piatti.
- Sfrutta la dolcezza naturale delle datteri o della frutta secca per dolcificare i tuoi piatti vegetariani e allo stesso tempo assumere minerali preziosi.

1. 3 Ottimizzazione del metabolismo senza ormoni

Un'ottimizzazione del metabolismo di successo è possibile senza supporto ormonale. Questo capitolo della dieta metabolica vegetariana esplora strategie naturali per migliorare la funzione metabolica, tra cui il digiuno intermittente e la selezione mirata di alimenti vegetali. Entrambi gli approcci presentano sfide e offrono al contempo un grande potenziale per successi sostenibili. Scoprite come attivare il vostro metabolismo in modo naturale e rafforzare la vostra salute a lungo termine.

Una dieta vegetariana, combinata con il digiuno intermittente, offre effetti sinergici per l'ottimizzazione del metabolismo, promuovendo la combustione dei grassi, migliorando la sensibilità all'insulina e supportando i processi di disintossicazione, senza dover ricorrere agli ormoni.

Ottimizzazione del metabolismo senza HCG

L'ottimizzazione del metabolismo senza HCG nell'ambito di una dieta vegetariana si concentra su metodi naturali per migliorare la funzione metabolica. Un approccio è il digitale digiuno intermittente, che non si basa sulla riduzione delle calorie, ma sulla gestione temporale dell'assunzione di cibo. Alternando fasi di alimentazione e digiuno, il corpo modifica il suo metabolismo, passando dall'uso del glucosio come fonte di energia alla combustione di acidi grassi e chetoni [s27]. In questo modo, il digiuno intermittente può favorire la combustione dei grassi e migliorare la sensibilità all'insulina, con effetti positivi sul peso e sulla salute metabolica [s27]. Diverse metodologie, come il digiuno alternato o il digiuno a tempo limitato (ad esempio, il metodo 16/8, in cui si digiuna per 16 ore e si mangia per 8 ore), possono mostrare effetti sulla salute metabolica [s27]. Una dieta vegetariana, in particolare vegana, offre anche potenziale per l'ottimizzazione del metabolismo. L'alto contenuto di fibre negli alimenti vegetali promuove la sensazione di sazietà e migliora la sensibilità all'insulina [s28]. Allo stesso tempo, una dieta vegana riduce l'assunzione di acidi grassi saturi, presenti nei prodotti animali, e aumenta l'apporto di ungesaettigten_fettsaeuren. Questo cambiamento nel profilo degli acidi grassi può avere effetti positivi sul profilo lipidico e quindi sul rischio di malattie cardiovascolari [s28]. L'astensione dalla carne, in particolare dalla carne rossa e lavorata, contribuisce anche a ridurre il rischio di sindrome metabolica e diabete di tipo 2 [s28]. Inoltre, una dieta vegana è ricca di antiossidanti e sostanze antinfiammatorie, che possono supportare la salute cardiovascolare [s28]. Una dieta vegana ben pianificata può quindi fungere da strumento terapeutico per combattere la sindrome metabolica e ridurre il rischio di malattie cardiovascolari [s28]. Sono necessari studi a lungo termine sull'efficacia e la sicurezza del digiuno intermittente [s27].

Utile sapere

Digiuno intermittente

Nel digiuno intermittente si alternano periodi di alimentazione e digiuno. Questo metodo può modificare il metabolismo verso la combustione dei grassi e contribuire alla perdita di peso, senza ridurre complessivamente l'apporto calorico. In combinazione con una dieta vegetariana, questo può essere particolarmente efficace.

Salute cardiovascolare

La salute cardiovascolare si riferisce alla salute del cuore e dei vasi sanguigni. Una dieta sana, esercizio regolare e uno stile di vita sano sono importanti per la salute cardiovascolare.

Salute metabolica

La salute metabolica si riferisce allo stato ottimale dei processi metabolici nel corpo. Indicatori di buona salute metabolica includono, tra l'altro, una pressione sanguigna sana, valori di zucchero nel sangue e colesterolo, nonché un indice di massa corporea (BMI) normale. Una dieta vegetariana e il digiuno intermittente possono influenzare positivamente la salute metabolica.

Sostanze antinfiammatorie

Le sostanze antinfiammatorie sono sostanze che possono ridurre le infiammazioni nel corpo. Le infiammazioni croniche giocano un ruolo in molte malattie e una dieta ricca di sostanze antinfiammatorie può contribuire alla salute.

Principi attivi vegetali

I principi attivi vegetali offrono un ampio spettro di possibilità per influenzare positivamente il metabolismo. Oltre alle già menzionate fibre e grassi insaturi, altre sostanze bioattive negli alimenti vegetali sono rilevanti per l'attività metabolica. Così, i composti vegetali secondari, come descritto in [s29], con le loro proprietà antiossidanti e antinfiammatorie, promuovono la salute. Questi proteggono le cellule dallo stress ossidativo e possono contribuire alla prevenzione di malattie croniche [s29]. Un altro aspetto importante è la modulazione dei percorsi di disintossicazione attraverso alimenti vegetali [s30]. Gli enzimi della fase I e II del metabolismo sono influenzati da determinati ingredienti, il che promuove l'eliminazione di sostanze nocive e prodotti metabolici [s30]. L'attivazione del percorso di segnalazione Nrf2, un regolatore centrale dei meccanismi di protezione cellulare, attraverso sostanze vegetali aumenta la produzione di antiossidanti e enzimi disintossicanti [s30]. Questo migliora la protezione contro influenze dannose e supporta la disintossicazione naturale del corpo. Inoltre, alcuni composti vegetali possono stimolare la produzione di una proteina che lega metalli tossici, facilitando così la loro eliminazione [s30]. Per sfruttare al meglio gli effetti positivi dei principi attivi vegetali, è consigliabile variare la propria alimentazione e integrare diverse varietà di frutta e verdura nel proprio piano alimentare. Broccoli, spinaci e bacche, ad esempio, sono ricchi di antiossidanti e supportano così la salute cellulare.

Utile sapere

Composti vegetali secondari

I composti vegetali secondari, come flavonoidi e carotenoidi, agiscono come antiossidanti e proteggono le cellule dallo stress ossidativo. Nel contesto di una dieta vegetariana per il metabolismo, possono contribuire a ridurre le infiammazioni che possono influenzare negativamente il metabolismo e promuovere la salute generale.

Grassi insaturi

I grassi insaturi, presenti negli oli vegetali, nelle noci e nei semi, sono essenziali per un metabolismo sano. Possono migliorare la sensibilità all'insulina e promuovere la combustione dei grassi. Nell'ambito di una dieta vegetariana per il metabolismo, rappresentano una fonte di energia importante e contribuiscono alla salute di cuore e circolazione.

Malattie croniche

Le malattie croniche possono influenzare negativamente il metabolismo. Una dieta vegetariana per il metabolismo, combinata con uno stile di vita sano, può contribuire a ridurre il rischio di malattie croniche e migliorare il metabolismo a lungo termine.

Concentrazioni di principi attivi

Concentrazione di principi attivi vegetali

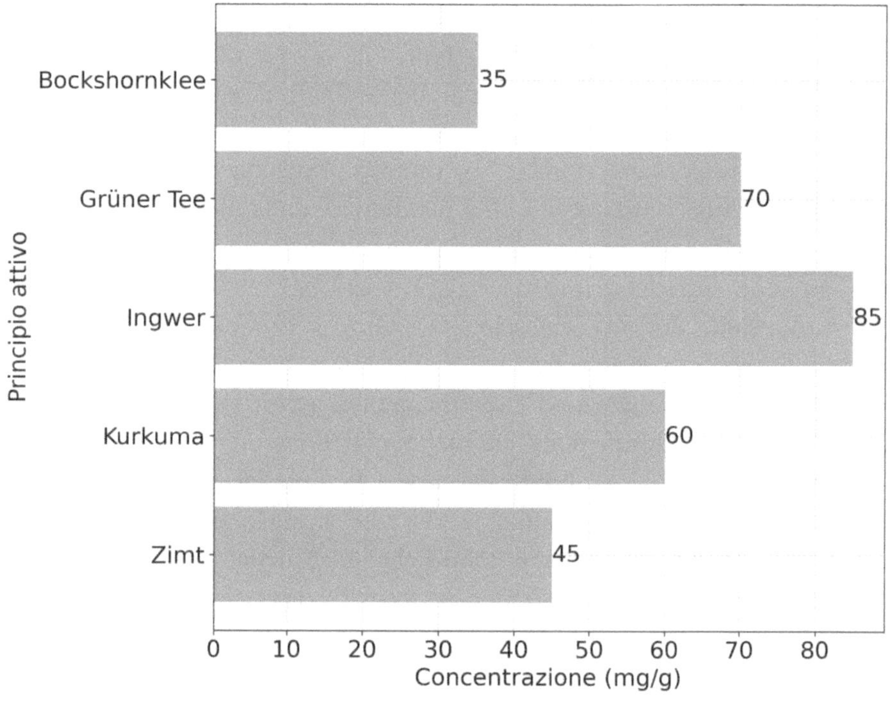

BOC: Bockshornklee

ING: Zenzero

KUR: Curcuma

TVE: Tè verde

ZIM: Cannella

Lo zenzero presenta la più alta concentrazione di composti attivi, seguito da curcuma e tè verde. Il fieno greco e la cannella mostrano concentrazioni moderate, indicando diverse potenze. La selezione di questi principi attivi in una cura metabolica può offrire effetti sinergici per l'ottimizzazione del metabolismo.

Processi enzimatici

Gli enzimi sono essenziali per innumerevoli processi metabolici. Accelerano le reazioni biochimiche riducendo l' energia di attivazione necessaria. Nel contesto di una dieta vegetariana per l'ottimizzazione del metabolismo, gli enzimi sono coinvolti, tra l'altro, nella digestione, nell'assorbimento dei nutrienti e nella produzione di energia. Gli enzimi delle fasi I e II del metabolismo sono influenzati da determinati componenti vegetali, favorendo l'eliminazione dei prodotti metabolici e delle tossine [s31]. Gli alimenti possono inibire o indurre l'attività degli enzimi di disintossicazione, con effetti che dipendono dalla dose [s31]. Fattori genetici e influenze ambientali possono anche influenzare la reazione agli alimenti e il loro impatto sui processi enzimatici [s31]. Oltre al loro ruolo nella disintossicazione, gli enzimi sono coinvolti anche nella riprogrammazione epigenetica [s32]. Fattori ambientali come la dieta e l'esercizio fisico influenzano l'attività genica senza alterare la sequenza del DNA [s32]. Un'adeguata assunzione di donatori di gruppi metilici attraverso la dieta è importante per la metilazione del DNA e l'espressione genica, specialmente durante la fase di sviluppo [s32]. L'esercizio fisico può indurre modifiche epigenetiche associate a una maggiore sensibilità all'insulina e a una riduzione delle infiammazioni [s32]. La combinazione di dieta ed esercizio agisce sinergicamente sulla modulazione epigenetica e può contribuire alla prevenzione delle malattie metaboliche [s32]. Anche i micronutrienti sono coinvolti nei processi enzimatici. Minerali come magnesio, zinco, rame, ferro e selenio sono componenti degli enzimi o influenzano la loro attività [s33]. Una carenza di questi minerali può compromettere varie funzioni immunitarie e aumentare la suscettibilità alle infezioni [s33]. Una dieta varia e a base vegetale con legumi, noci e cereali integrali può garantire un adeguato apporto di questi importanti minerali. Le vitamine del gruppo B fungono da coenzimi in numerose reazioni enzimatiche del metabolismo cellulare, sia in ambito catabolico che anabolico [s34]. Sono coinvolte nella sintesi e nel metabolismo di aminoacidi, acidi grassi e altre molecole bioattive [s34]. Una carenza di vitamine del gruppo B può portare a un aumento della concentrazione di omocisteina, associata a malattie cardiovascolari e neurodegenerative [s34]. Poiché le vitamine del gruppo B vengono trasportate attivamente attraverso la barriera emato-encefalica e la loro concentrazione nel cervello è rigorosamente regolata, sono particolarmente rilevanti per la funzione cerebrale [s34]. Un'adeguata assunzione di queste vitamine attraverso cereali integrali, verdure a foglia verde e legumi può quindi supportare le capacità cognitive.

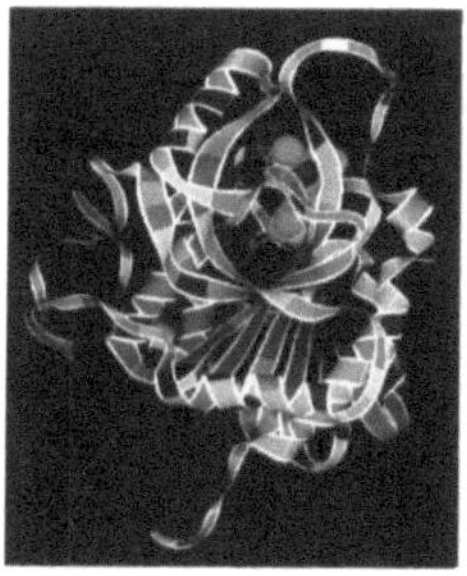

Enzima [i7]

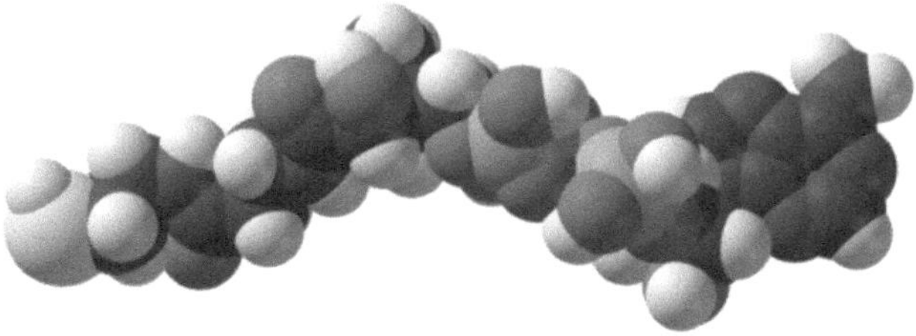

Coenzima [i8]

Utile sapere

Barriera emato-encefalica

La barriera emato-encefalica è una barriera protettiva tra il flusso sanguigno e il cervello, che regola il trasporto di sostanze nel cervello. Le vitamine del gruppo B possono superare questa barriera.

Energia di attivazione

L'energia di attivazione è la quantità di energia necessaria per avviare una reazione chimica. Gli enzimi riducono questa energia, rendendo i processi metabolici più efficienti.

Ripristino epigenetico

Il ripristino epigenetico descrive la modifica dell'attività genica attraverso influenze ambientali come dieta e esercizio fisico, senza alterare la sequenza del DNA. Questo può influenzare il metabolismo.

Attività enzimatica nel metabolismo vegetariano

Attività enzimatica relativa all'assorbimento dei nutrienti e all'efficienza metabolica in una dieta vegetariana.

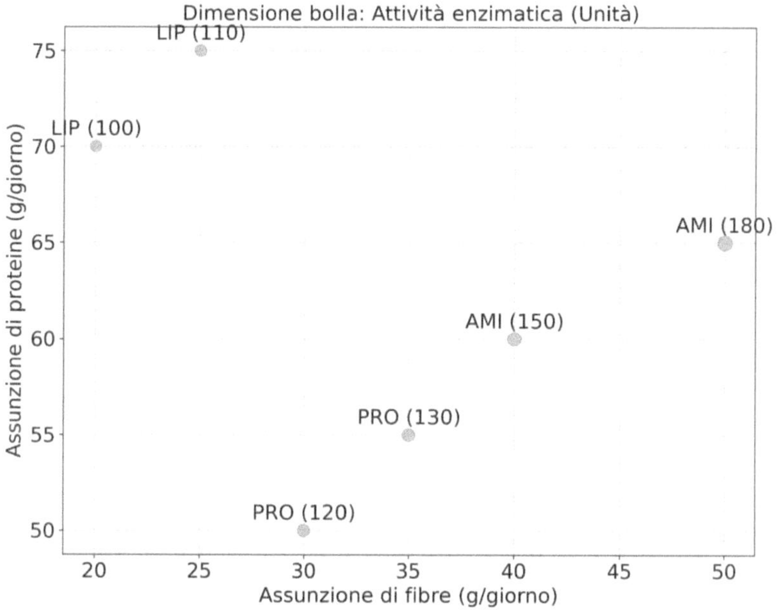

Blasengröße: Attività enzimatica (Unità)

- AMI: Amilasi
- LIP: Lipasi
- PRO: Proteasi

Un maggiore apporto di fibre è correlato ad una maggiore attività dell'amilasi, mentre un minore apporto di proteine potrebbe portare ad una leggera riduzione dell'attività della proteasi, tuttavia livelli adeguati vengono mantenuti per una digestione efficiente. L'attività della lipasi rimane relativamente costante tra i diversi livelli di assunzione di grassi all'interno di una dieta vegetariana, indicando un efficiente metabolismo dei grassi. Nel complesso, i dati suggeriscono una risposta enzimatica equilibrata che facilita l'utilizzo efficiente dei nutrienti in un contesto metabolico vegetariano.

Consigli concreti

- Affina i tuoi piatti con spezie come curcuma, zenzero e cannella per stimolare la termogenesi e attivare il metabolismo.
- Integra sostanze amare come dente di leone, carciofo o cicoria nella tua dieta per supportare la funzione epatica e la digestione dei grassi.
- Bevi al mattino un bicchiere di acqua calda con succo di limone per stimolare delicatamente il metabolismo e preparare la digestione.
- Massaggia il tuo addome in senso orario per stimolare l'attività intestinale e alleviare i disturbi digestivi.
- Alterna quotidianamente docce fredde e calde per attivare la circolazione e il metabolismo.
- Respira profondamente nel tuo addome più volte al giorno per migliorare l'apporto di ossigeno alle cellule e attivare il metabolismo.
- Trascorri del tempo nella natura ogni giorno per ridurre lo stress e supportare il ritmo naturale del tuo corpo.
- Sperimenta con diversi tipi di digiuno, come il digiuno 5:2 o il digiuno intermittente, per trovare il metodo ottimale per te.
- Sfrutta gli effetti positivi del freddo, ad esempio consumando bevande fredde o immergendo le mani in acqua fredda, per stimolare la combustione dei grassi.
- Promuovi la salute intestinale consumando alimenti prebiotici come cipolle, aglio e topinambur, che supportano la crescita di batteri intestinali benefici.

Revisione - 1. Fondamenti del metabolismo vegetariano

Una cura metabolica vegetariana che stimola il metabolismo in modo naturale offre promettenti opportunità per migliorare la tua salute e il tuo benessere. La chiave sta nell'ottimizzare i processi corporei per la produzione e l'utilizzo dell'energia, senza ricorrere all'HCG. Diversi fattori giocano un ruolo cruciale, dalla scelta delle giuste fonti proteiche vegetali e dalla garanzia di un'adeguata fornitura di nutrienti, fino all'ottimizzazione della digestione e all'uso mirato di principi attivi vegetali. Considerando questi aspetti, puoi rendere la tua cura metabolica efficace e ottenere risultati sostenibili.

Un passo importante è l'integrazione di una varietà di fonti proteiche vegetali nella tua dieta. Legumi, prodotti a base di soia, noci, semi e cereali integrali offrono proteine preziose e micronutrienti essenziali. Fai attenzione a una dieta varia per assicurarti di ricevere tutti gli aminoacidi essenziali. Soprattutto in una dieta vegana, è fondamentale integrare la vitamina B12 e, se necessario, la vitamina D. Per migliorare l'assorbimento del ferro da fonti vegetali, combina alimenti ricchi di ferro con cibi contenenti vitamina C. L'ammollo e la germinazione di legumi e cereali riducono il contenuto di fitati e migliorano la disponibilità di zinco. Attraverso una selezione e combinazione consapevole degli alimenti, puoi ottimizzare la tua fornitura di nutrienti e supportare al meglio la tua cura metabolica.

La salute intestinale gioca un ruolo centrale in una cura metabolica efficace. Una dieta ricca di fibre vegetali promuove una flora intestinale diversificata, che migliora la digestione e l'assorbimento dei nutrienti. Integra probiotici, come yogurt o crauti, e prebiotici, come semi di lino o semi di chia, nella tua dieta per supportare la crescita di batteri intestinali utili. Il digiuno intermittente può anche contribuire all'ottimizzazione del metabolismo, stimolando la combustione dei grassi e migliorando la sensibilità all'insulina. Sperimenta con diverse metodologie di digiuno per trovare quella più adatta a te e integrarla nella tua vita quotidiana.

I principi attivi vegetali, come i fitonutrienti, offrono ulteriori opportunità per influenzare positivamente il tuo metabolismo. Hanno effetti antiossidanti e antinfiammatori e possono contribuire alla prevenzione di malattie croniche. Integra una vasta gamma di frutta e verdura nella tua dieta per beneficiare dei vari principi attivi. Assicurati di avere un'adeguata assunzione di micronutrienti, in particolare minerali come magnesio, zinco e selenio, così come delle vitamine del gruppo B, essenziali per i processi enzimatici e la funzione cerebrale. Combinando una dieta vegetariana equilibrata con un'attività fisica regolare e uno stile di vita sano, puoi gestire con successo la tua cura metabolica e migliorare la tua salute in modo sostenibile.

Una cura metabolica vegetariana basata su metodi naturali ti offre l'opportunità di armonizzare il tuo corpo e rafforzare la tua salute dall'interno. Con le giuste strategie e uno stile di vita consapevole, puoi ottimizzare i tuoi processi metabolici, aumentare il tuo benessere e raggiungere i tuoi obiettivi. Inizia oggi stesso e scopri gli effetti positivi di un'attivazione naturale del metabolismo!

2. Applicazione pratica

Come si può integrare con successo una dieta vegetariana nel quotidiano? Il cambiamento dell'alimentazione richiede una pianificazione accurata e strutture chiare affinché il nuovo stile di vita possa diventare routine. Dalla preparazione mattutina alla conclusione serale, si sviluppa un armonioso ritmo quotidiano che tiene conto sia del corpo che della mente. Con gli strumenti giusti e un approccio sistematico, nulla ostacola il successo - esploriamo insieme i singoli elementi.

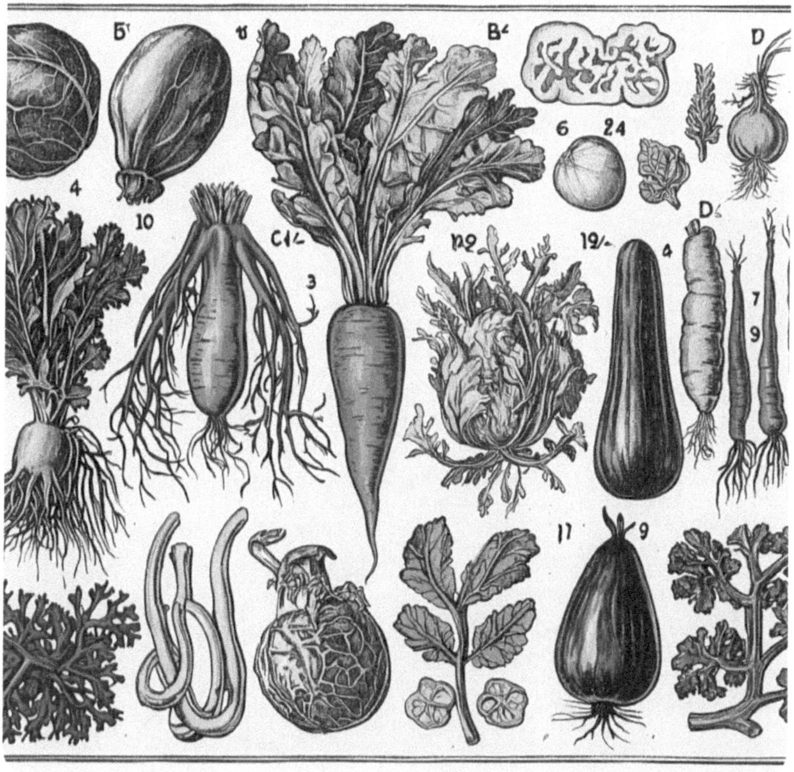

2. 1 Fase preparatoria

Una riuscita dieta metabolica vegetariana richiede una buona preparazione. L'attrezzatura da cucina adeguata, una lista della spesa ben pensata e un piano settimanale strutturato sono essenziali per affrontare sfide come la mancanza di tempo, gli attacchi di fame o gli acquisti impulsivi poco salutari. Questa fase getta le basi per un'implementazione fluida e successi sostenibili. Preparatevi al meglio e iniziate con forza la vostra dieta metabolica vegetariana!

Una buona preparazione è il fondamento di una dieta metabolica di successo.

Attrezzatura da cucina

Per una riuscita dieta metabolica vegetariana, è utile avere l'attrezzatura da cucina giusta. Un frullatore potente facilita la preparazione di smoothies verdi e zuppe cremose. Diversi taglieri di dimensioni varie evitano la trasmissione dei sapori, ad esempio dalle cipolle alla frutta. Un set di coltelli ben fornito con diverse lame – come un coltello da cucina, un coltello per verdure e un pelapatate – consente di lavorare in modo preciso ed efficiente. Contenitori per alimenti di alta qualità con chiusura ermetica sono indispensabili per conservare i pasti e gli snack preparati. [s35] Ad esempio, quando cucinate le lenticchie, potete preparare direttamente l'intero pacchetto e congelare metà degli avanzi. [s35] Un cuocivapore consente una preparazione delicata delle verdure, mantenendo vitamine e nutrienti. Anche una bilancia da cucina è consigliata per tenere d'occhio le dimensioni delle porzioni. - Utensili come un spiralizzatore per spaghetti di verdure, un frullatore ad immersione per zuppe e salse e diversi misurini e cucchiai sono inoltre utili. Con la giusta preparazione dell'attrezzatura da cucina, risparmierete tempo e faciliterete l'attuazione della dieta metabolica vegetariana. In questo modo, potrete anche preparare grandi quantità di legumi, mettendoli in ammollo, come i ceci, per 24 ore e poi cucinandoli, aggiungendo il sale solo alla fine. [s35] Ricordate di utilizzare abbastanza acqua – almeno 3 tazze d'acqua per tazza di legumi – e di scolare bene i legumi cotti prima di conservarli nei contenitori per alimenti preparati. [s35]

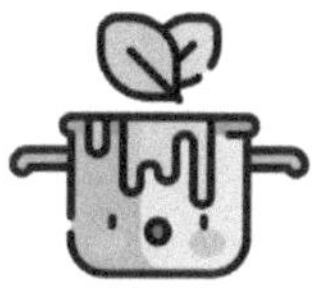

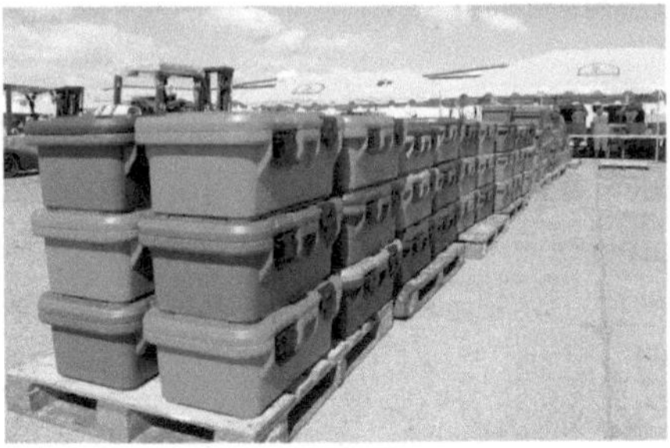

Contenitore per alimenti [i9]

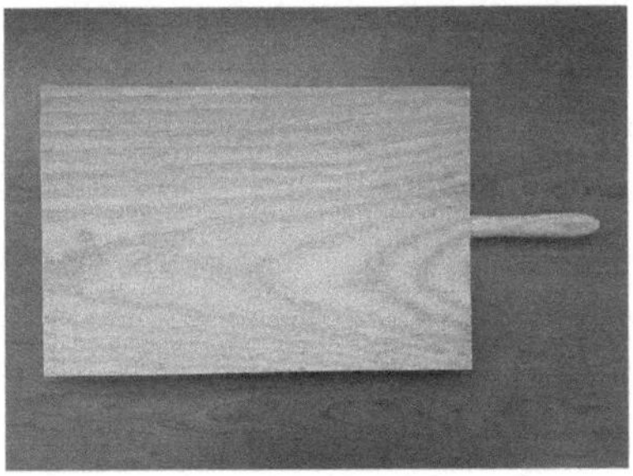

tagliere [i10]

Utile sapere

Legume

I legumi come lenticchie, ceci e fagioli sono ricchi di proteine vegetali e fibre, importanti per una digestione sana e un livello di zucchero nel sangue stabile. Nella fase preparatoria, possono essere precotti e congelati in porzioni per risparmiare tempo.

Smoothie

I smoothies verdi sono ideali nella fase preparatoria per fornire al corpo vitamine e minerali essenziali e stimolare il metabolismo. Possono essere preparati, ad esempio, con verdure a foglia, frutta e fonti proteiche vegetali come i semi di canapa.

Costo delle attrezzature da cucina per una dieta metabolica vegetariana

Ripartizione dei costi per le attrezzature da cucina essenziali.

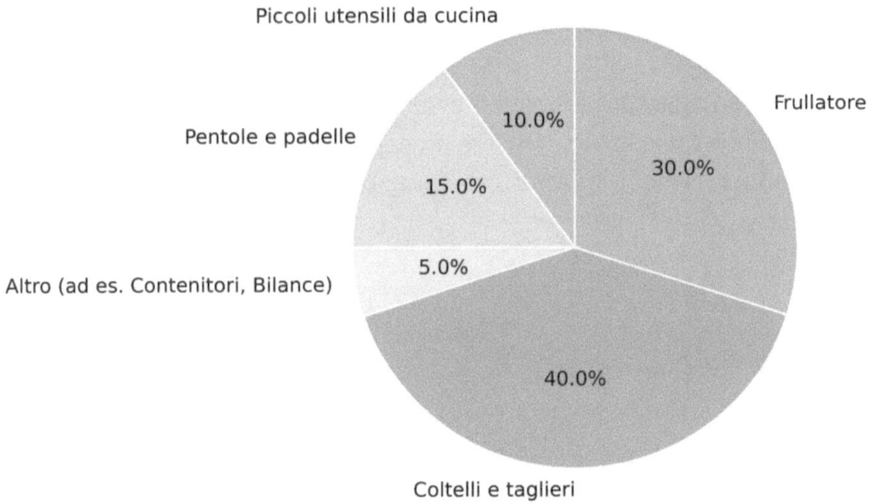

ALT: Altro (ad es. Contenitori, Bilance)
COL: Coltelli e taglieri
FRU: Frullatore
PEN: Pentole e padelle
PIC: Piccoli utensili da cucina

Coltelli e taglieri rappresentano una parte significativa dell'investimento iniziale, evidenziando l'importanza di strumenti di qualità per la preparazione di prodotti freschi. Investire in un buon frullatore è anche fondamentale per questo tipo di dieta, probabilmente per preparare frullati e zuppe. Piccoli elettrodomestici e utensili costituiscono il costo rimanente, dimostrando che mentre strumenti diversi sono utili, l'investimento principale risiede nelle attrezzature di preparazione di base.

Lista della spesa

Una lista della spesa ben pianificata è la base per una riuscita dieta vegetariana. Previene acquisti impulsivi e consente una gestione ottimale delle scorte, risparmiando così tempo e denaro. Iniziate con un inventario delle vostre scorte per evitare acquisti doppi non necessari. Annotate poi tutti gli alimenti necessari per la durata prevista della dieta. Strutturate la vostra lista per categorie alimentari – come frutta, verdura, legumi, cereali, noci e semi, latticini e alternative vegetali – per facilitare gli acquisti e mantenere una visione d'insieme. Tenete conto delle ricette che intendete preparare durante la dieta. Se, ad esempio, pianificate una ricetta con quinoa, verificate se ne avete ancora a sufficienza nella dispensa o se deve essere aggiunta alla lista della spesa. Includete anche alimenti per spuntini sani, come noci non salate, per prevenire attacchi di fame. Una lista della spesa ben pianificata vi aiuterà a seguire il vostro piano alimentare e a portare a termine la dieta con successo. Fate attenzione a scegliere prodotti stagionali e regionali, poiché spesso sono più freschi e nutrienti. Preferite alimenti non lavorati e leggete attentamente le etichette degli ingredienti per identificare zuccheri nascosti o additivi indesiderati. Pianificate i vostri acquisti in modo da poter acquistare prodotti freschi come bacche o verdure a foglia più volte a settimana, per garantire la massima

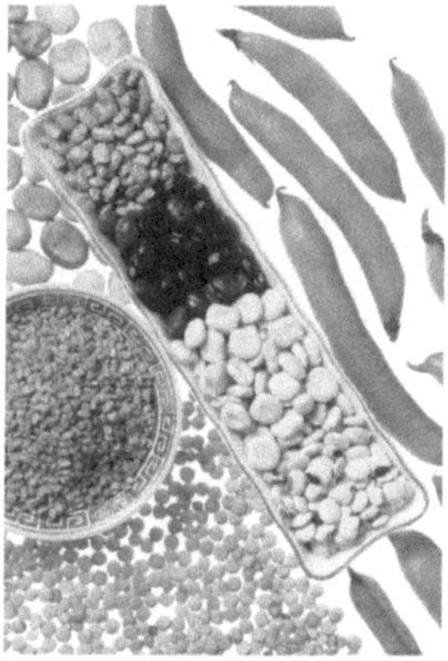

Legumi [i11]

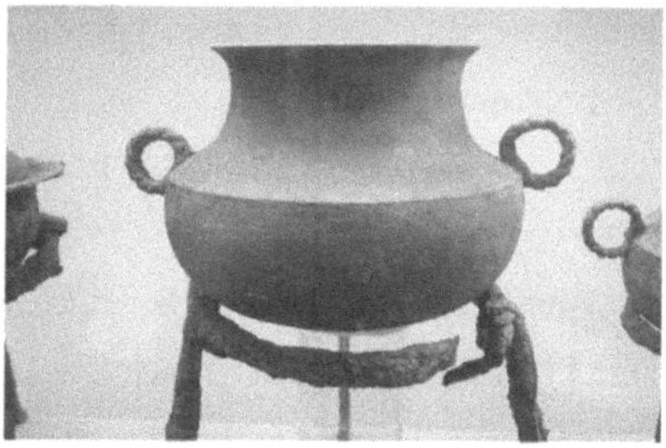

Utensili da cucina [i12]

freschezza. Annotate accanto agli alimenti anche gli utensili da cucina necessari che faciliteranno la preparazione, come spezie particolari o un olio di alta qualità per le vostre insalate. Con una lista della spesa ben organizzata e strutturata, create le migliori condizioni per una dieta vegetariana di successo e senza stress. Non dimenticate di aggiornare regolarmente la lista della spesa e di adattarla alle vostre esigenze individuali. Ad esempio, se vi accorgete di aver bisogno di più alimenti ricchi di proteine, potete integrarli miratamente. Una lista della spesa flessibile e dinamica è uno strumento prezioso per ottimizzare la vostra alimentazione e raggiungere i vostri obiettivi. Utilizzate app per liste della spesa digitali o create un modello che potete riutilizzare e adattare. In questo modo non solo risparmierete tempo, ma avrete sempre una visione chiara dei vostri alimenti e utensili da cucina necessari. La lista della spesa è quindi un passo importante nella fase preparatoria della vostra dieta vegetariana e contribuisce in modo significativo al successo. Considerate anche le possibilità di conservazione dei vostri alimenti. Ad esempio, non acquistate grandi quantità di frutta delicata se non avete spazio sufficiente in frigorifero. Pianificate i vostri acquisti di conseguenza e preferite acquisti più piccoli e regolari per garantire la freschezza e la qualità dei vostri alimenti.

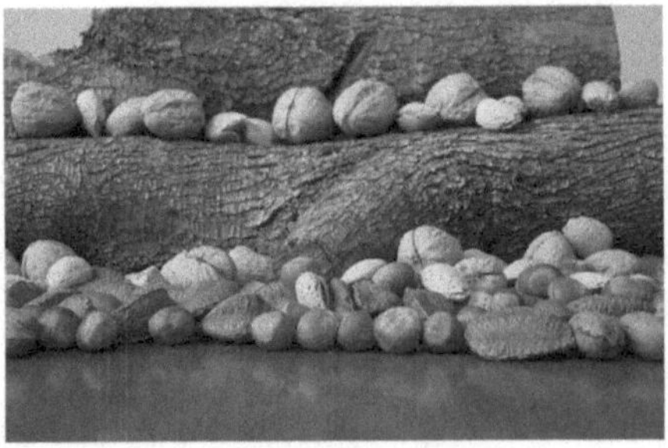

Noci [i13]

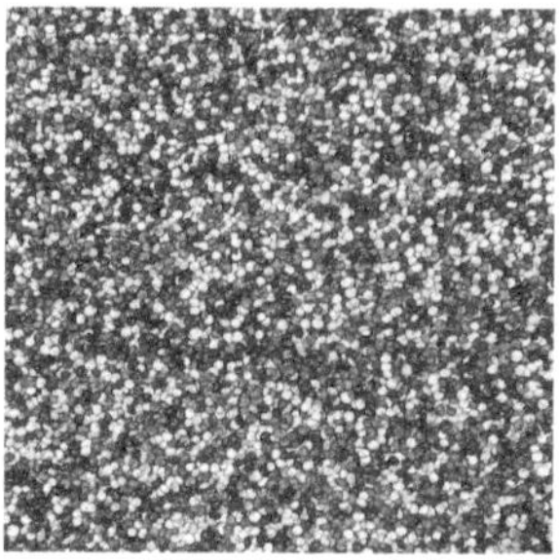

Quinoa [i14]

Utile sapere

Additivi

Gli additivi sono sostanze artificiali o naturali aggiunte agli alimenti per modificarne le proprietà. Nella fase preparatoria della dieta vegetariana, è consigliabile evitare alimenti con additivi per preparare al meglio il corpo al cambiamento alimentare.

Attacchi di fame

Gli attacchi di fame sono un problema comune, specialmente all'inizio di un cambiamento alimentare. Nella fase preparatoria della dieta vegetariana, spuntini sani come noci o verdure possono aiutare a evitare questi attacchi e mantenere alta la motivazione.

Alimenti non lavorati

Gli alimenti non lavorati sono naturali e non contengono additivi artificiali. Nella fase preparatoria della dieta vegetariana, gli alimenti non lavorati costituiscono la base per una dieta sana e supportano la funzione metabolica naturale.

Quinoa

La quinoa è un pseudocereale senza glutine, ricco di proteine vegetali e di tutti e nove gli aminoacidi essenziali. È un'ottima base per vari piatti nella fase preparatoria di una dieta vegetariana, poiché sazia a lungo e fornisce al corpo nutrienti importanti.

Costo degli Ingredienti Base

Confronto dei prezzi degli alimenti base vegetariani

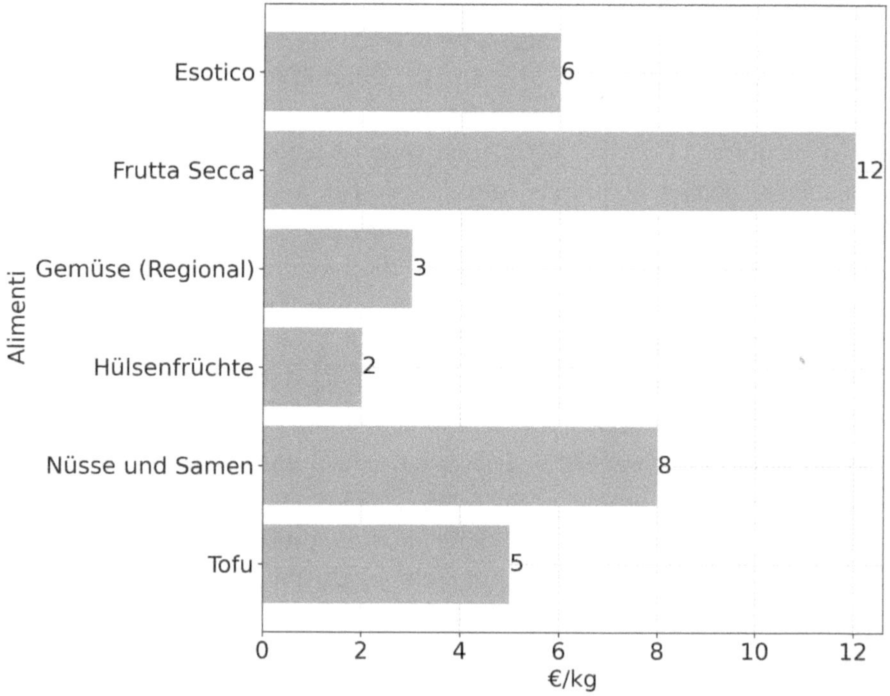

ESO: Esotico

FRU: Frutta Secca

GEM: Gemüse (Regional)

HUL: Hülsenfrüchte

NUS: Nüsse und Samen

TOF: Tofu

Tofu e legumi costituiscono la base proteica più economica. Noci, semi e frutta secca sono più costosi, ma offrono un'elevata densità di nutrienti. Le verdure regionali sono più economiche rispetto a quelle esotiche.

Piano settimanaleung

Una pianificazione settimanale ben pensata è la chiave per un successo nella dieta vegetariana per il metabolismo. Struttura il processo, minimizza le decisioni impulsive che potrebbero compromettere il successo della dieta e semplifica l'attuazione quotidiana. Iniziate idealmente con la creazione di un piano settimanale per i vostri pasti. Elencate per ogni giorno colazione, pranzo e cena, così come le merende programmate. Questo crea una chiara panoramica degli alimenti necessari e facilita l'organizzazione dei vostri acquisti. Una pianificazione precisa riduce anche lo spreco alimentare, poiché comprate solo ciò di cui avete realmente bisogno. Integrate nel vostro piano settimanale orari fissi per la preparazione dei pasti. In questo modo, vi assicurate di avere abbastanza tempo per cucinare pasti sani nonostante lo stress quotidiano. Come dimostrano gli studi, una pianificazione dettagliata con indicazioni concrete aumenta l'aderenza alle linee guida dietetiche. [s36] Annotate gli orari di cottura programmati come appuntamenti nel vostro calendario. Questo aiuta a proteggere e dare priorità a questi momenti. Pensate a quali piatti volete preparare in quali giorni, tenendo conto del tempo necessario e delle vostre preferenze personali. Un piatto con un tempo di preparazione più lungo, come una lasagna di verdure, è adatto per il fine settimana, mentre piatti veloci, come un'insalata con tofu saltato, sono ideali per i giorni feriali. Annotate anche in quali giorni volete cucinare e porzionare grandi quantità per i giorni successivi. In questo modo risparmiate tempo e garantite che ci sia sempre un pasto sano a disposizione. Aggiungete alla vostra pianificazione settimanale orari fissi per l'attività fisica e il relax. Le attività sportive e le fasi di riposo adeguate supportano il metabolismo e promuovono il benessere generale durante la dieta.

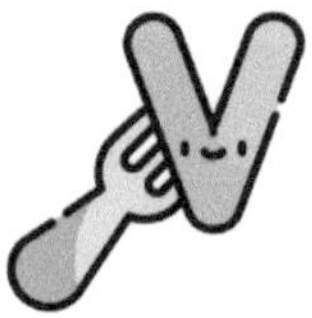

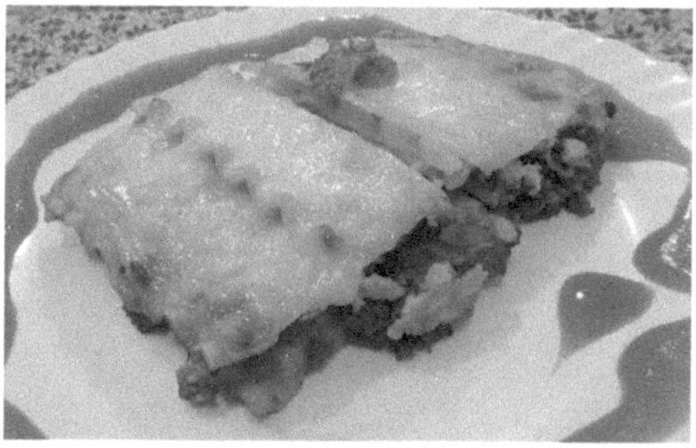

Lasagna di verdure [i15]

Utile sapere

Merende

Piccoli pasti sani tra i pasti principali, che mantengono attivo il metabolismo e prevengono attacchi di fame. Nella fase preparatoria vengono pianificati e integrati nel piano settimanale.

Pasti

I pasti programmati all'interno della dieta vegetariana per il metabolismo, stabiliti nella fase preparatoria. Consistono in colazione, pranzo, cena e merende, con un focus su alimenti vegetali.

Piano settimanale

Un piano dettagliato per l'intera settimana, che include tutti i pasti, gli acquisti, i tempi di cottura e le attività sportive. Serve come guida per la fase preparatoria e aiuta a implementare con successo la dieta per il metabolismo.

Dieta

Nel contesto della dieta per il metabolismo, la dieta si riferisce a un cambiamento alimentare con l'obiettivo di stimolare il metabolismo e supportare la riduzione del peso. È temporanea e si basa su alimenti vegetariani.

Tempo di Preparazione Settimanale dei Pasti (Dieta Metabolica Vegetariana)

Ripartizione del tempo per la preparazione dei pasti.

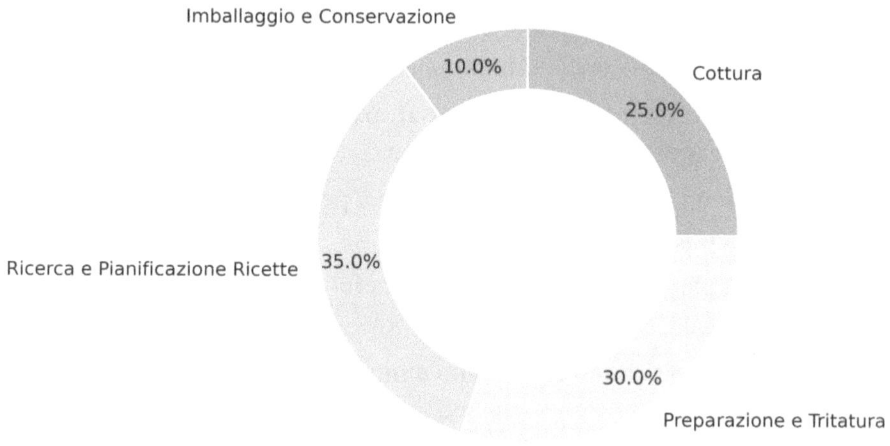

COT: Cottura

IMB: Imballaggio e Conservazione

PRE: Preparazione e Tritatura

RIC: Ricerca e Pianificazione Ricette

La maggior parte del tempo è dedicata alla ricerca e alla pianificazione delle ricette, evidenziando l'importanza di trovare ricette vegetariane adatte a una dieta metabolica. Tritare e preparare gli ingredienti richiede molto tempo, suggerendo che l'abilità nell'uso del coltello e l'organizzazione siano fondamentali. Il tempo di cottura in sé è relativamente più breve, potenzialmente a causa della scelta di ricette a cottura rapida ottimizzate per la dieta. L'imballaggio e la conservazione, sebbene siano l'attività più breve, sono comunque essenziali per la comodità del "prendi e vai" durante la settimana.

Consigli concreti

- Procura contenitori di colori diversi per i vari pasti della giornata.
- Allestisci un'area nella tua cucina specificamente per la preparazione dei pasti della tua cura.
- Etichetta i tuoi contenitori non solo con il contenuto, ma anche con la data di preparazione.
- Crea una tabella con i tempi di cottura delle tue verdure preferite per facilitare la pianificazione.
- Appendi nella tua cucina immagini ispiratrici di piatti sani.
- Prepara tutti gli ingredienti necessari per una ricetta prima di iniziare a cucinare, per accelerare il processo.
- Investi in un vaso di erbe di alta qualità per avere sempre erbe fresche a portata di mano.
- Crea una playlist con la tua musica preferita per una preparazione dei pasti rilassata.
- Organizza sessioni di cucina con amici o familiari per motivarvi a vicenda.
- Visita un mercato contadino locale per scoprire ingredienti freschi e regionali per la tua cura.
- Sviluppa un tuo sistema per il riutilizzo degli avanzi, per evitare sprechi alimentari.
- Premiati dopo una preparazione riuscita con un bagno rilassante o un buon libro.
- Documenta fotograficamente i tuoi preparativi per visualizzare i tuoi progressi e ricaricare la motivazione.

2. 2 Routine giornaliera

La giusta struttura dei pasti influisce in modo significativo sul successo della vostra dieta metabolica vegetariana. La frequenza, gli intervalli, la regolarità e il timing dei pasti hanno un impatto diretto sull'assorbimento dei nutrienti, sulla sazietà e sulla regolazione del peso. Abitudini alimentari errate possono portare a carenze nutrizionali, voglie e aumento di peso. La progettazione ottimale della giornata, inclusi le dimensioni delle porzioni e la distribuzione delle calorie, rappresenta una sfida, ma offre al contempo un enorme potenziale per l'ottimizzazione del metabolismo. Un piano ben concepito aiuta a stabilire abitudini alimentari sane e a fornire al corpo energia in modo ottimale. Scoprite di seguito come organizzare efficacemente la vostra giornata e attuare con successo la vostra dieta metabolica.

Un programma giornaliero strutturato con pasti regolari nella prima metà della giornata, un adeguato intervallo tra i pasti e una finestra alimentare limitata (ad esempio 12 ore) ottimizza il metabolismo e supporta la regolazione del peso in una dieta vegetariana per il metabolismo.

Struttura dei pasti

La struttura dei pasti influisce sul tuo metabolismo e sul tuo peso. Aspetti come la frequenza, gli intervalli, la regolarità e il timing dei pasti hanno un impatto sull'assunzione di nutrienti e sulla qualità dell'alimentazione [s37]. Saltare i pasti è associato a un apporto nutrizionale inferiore [s37], pertanto è consigliabile un'assunzione regolare di cibo. Pianifica i tuoi pasti in anticipo per consumare alimenti vari e ricchi di nutrienti durante la giornata [s38]. Tieni presente il tempo di preparazione; molti piatti possono essere preparati rapidamente [s38]. L'apporto calorico è individuale e dovrebbe essere concordato con un medico o un nutrizionista [s38]. La distribuzione temporale delle calorie gioca un ruolo importante [s39] [s40]. Concentrati sull'apporto calorico nella prima metà della giornata [s39] e consuma l'ultimo pasto alcune ore prima di andare a letto [s39] [s40]. Mangiare tardi, specialmente la sera, aumenta il rischio di aumento di peso [s40]. Un apporto energetico maggiore la sera è associato a un rischio più elevato di sovrappeso, mentre un pranzo anticipato può ridurre questo rischio [s40]. L'efficienza metabolica varia durante il giorno, essendo inferiore di notte [s40]. Anche gli ormoni della fame e della sazietà seguono un ritmo circadiano influenzato dai pasti [s40]. La durata totale dell'assunzione di cibo non dovrebbe superare le 12 ore [s39]. Chi, ad esempio, fa colazione alle 8, dovrebbe consumare l'ultimo pasto entro le 20. Il digiuno intermittente può essere una strategia per la perdita di peso [s40] e una cena anticipata porta a una maggiore perdita di peso rispetto a una cena tardiva [s40]. Anche il numero di pasti al giorno può essere rilevante. Più di quattro pasti al giorno sono associati a un rischio inferiore di obesità addominale [s41]. Una colazione abbondante, che rappresenta più del 25% dell'apporto energetico giornaliero, può invece aumentare il rischio di obesità addominale [s41]. Un pranzo anticipato, prima delle 14, con un apporto energetico moderato (massimo 35% dell'energia giornaliera) ha un effetto positivo sulla prevenzione dell'obesità addominale [s41].

Utile sapere

Assunzione di nutrienti

In una dieta metabolica vegetariana, l'assunzione corretta di nutrienti è fondamentale per il successo. Attraverso una routine giornaliera strutturata con pasti pianificati, è possibile garantire un apporto ottimale di vitamine, minerali e oligoelementi.

Timing

Il giusto timing dei pasti gioca un ruolo importante nella dieta metabolica vegetariana. Distribuendo strategicamente i pasti durante la giornata, puoi ottimizzare il tuo metabolismo e supportare efficacemente i tuoi obiettivi di perdita di peso. Un ritmo equilibrato di assunzione di cibo e pause favorisce la combustione dei grassi e la costruzione muscolare.

Obesità addominale

L'obesità addominale, nota anche come obesità viscerale, è una forma di sovrappeso in cui il tessuto adiposo si accumula principalmente nella zona addominale. Nel contesto di una dieta metabolica vegetariana, evitare l'obesità addominale è un obiettivo importante, poiché è associata a un rischio maggiore di varie malattie metaboliche. Attraverso un'alimentazione adeguata e una routine giornaliera strutturata, è possibile ridurre il rischio di obesità addominale.

Esempio di struttura del pasto vegetariano per l'ottimizzazione metabolica

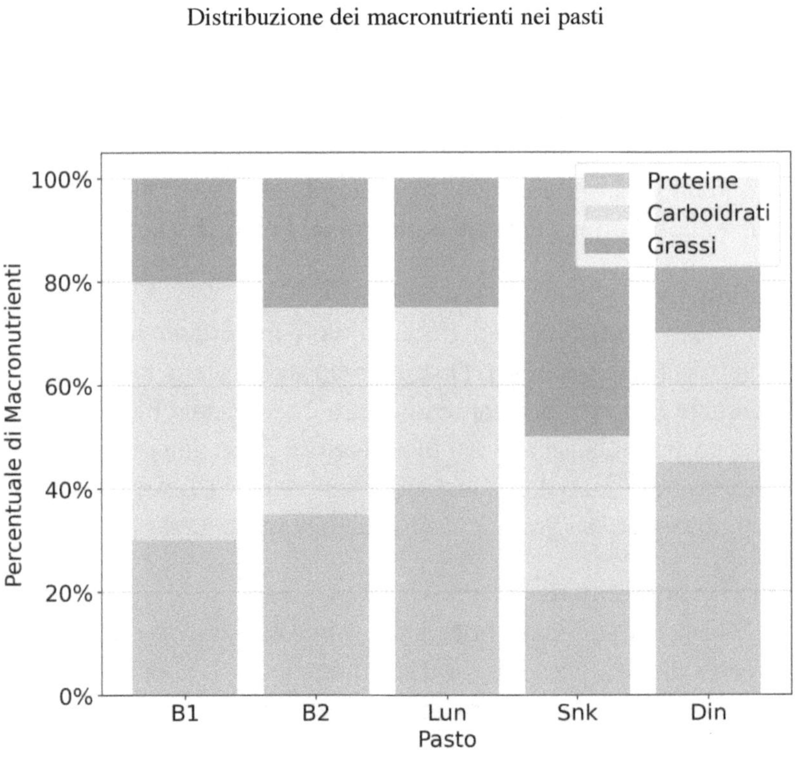

B1: Colazione 1

B2: Colazione 2

Din: Cena

Lun: Pranzo

Snk: Spuntino

Questo grafico dimostra un approccio equilibrato alla tempistica dei pasti vegetariani, enfatizzando l'assunzione di proteine in ogni pasto per supportare la sazietà e la sintesi proteica muscolare. La graduale diminuzione dell'assunzione di carboidrati durante il giorno può aiutare a regolare i livelli di zucchero nel sangue e migliorare la qualità del sonno. L'inclusione costante di grassi sani garantisce un'adeguata assunzione di acidi grassi essenziali e supporta la produzione di ormoni.

Intervalli di tempo

Gli intervalli tra i pasti influenzano il metabolismo e il peso corporeo così come la frequenza e la regolarità dell'assunzione di cibo. Queste pause incidono sull'assorbimento dei nutrienti e sulla qualità nutrizionale. Pause più lunghe possono portare a attacchi di fame e compromettere l'apporto di nutrienti. Pertanto, è consigliabile una distribuzione uniforme dell'assunzione di cibo durante la giornata. Un piano alimentare vegetariano equilibrato con orari di pasto regolari può essere strutturato in modo da adattarsi al proprio stile di vita. Tra l'altro, snack e pasti preparati possono aiutare a mantenere gli intervalli desiderati anche con un'agenda fitta. In questo modo, è possibile integrare alimenti ricchi di nutrienti nella vita quotidiana senza dover rinunciare a orari di pasto flessibili. Anche la lunghezza di questi intervalli ha un impatto sul metabolismo. Un intervallo troppo breve tra i pasti può sovraccaricare la digestione e impedire al corpo di assorbire i nutrienti in modo ottimale. Al contrario, pause troppo lunghe possono portare a una diminuzione della glicemia e, di conseguenza, a mancanza di energia, difficoltà di concentrazione e attacchi di fame. Un ritmo di circa 3-4 ore tra i pasti si è dimostrato praticabile per molti, tenendo conto delle esigenze individuali e della routine quotidiana. Chi, ad esempio, inizia la giornata lavorativa alle 8 e la termina alle 18, potrebbe fare colazione alle 8, pranzare intorno alle 12 e fare uno spuntino alle 16. In questo modo, il metabolismo rimane attivo e il corpo è continuamente fornito di energia. Anche la durata totale dell'assunzione di cibo quotidiana, il cosiddetto "finestra di assunzione", influisce sul metabolismo. Limitare a 12 ore, ad esempio dalle 8 alle 20, può avere effetti positivi sulla regolazione del peso e sul metabolismo. All'interno di questa finestra temporale, i pasti e gli spuntini possono essere adattati in modo flessibile per soddisfare le esigenze individuali. Ciò non significa che debbano essere rispettati orari di pasto rigidi, ma che l'assunzione di

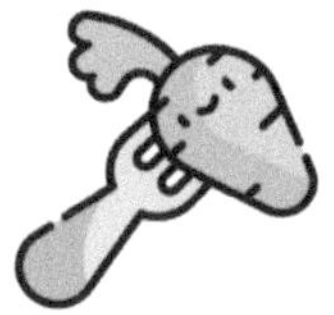

cibo deve essere distribuita consapevolmente durante la giornata e limitata a un determinato periodo di tempo. Questo approccio può aiutare a sostenere il ritmo naturale del corpo e ottimizzare l'attività metabolica. Una tale strutturazione dei pasti offre un quadro che può essere adattato individualmente e fornisce orientamenti per una dieta sana ed equilibrata.

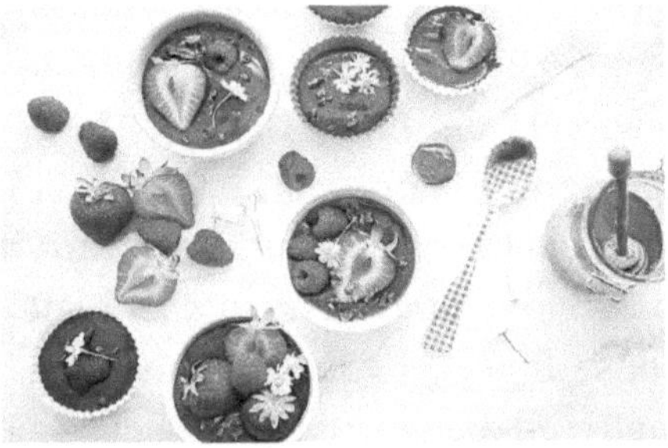

Voglie [i16]

Utile sapere

Finestra di assunzione

La finestra di assunzione, ovvero il periodo in cui si consuma cibo, può influenzare il vostro metabolismo. Una finestra di assunzione di 12 ore, ad esempio dalle 8 alle 20, può avere effetti positivi sulla regolazione del peso.

Intervalli

Nella dieta metabolica vegetariana, gli intervalli tra i pasti giocano un ruolo importante per mantenere un livello di zucchero nel sangue equilibrato e per evitare attacchi di fame. Ideali sono 3-4 ore tra i pasti.

Nutrienti

Un apporto sufficiente di tutti i nutrienti essenziali è fondamentale anche in una dieta metabolica vegetariana. Prestate attenzione a una dieta varia con molta verdura, frutta, legumi, noci e cereali integrali per fornire al vostro corpo il miglior supporto possibile.

Metabolismo vegetariano durante il giorno

Illustra la spaziatura ideale dei pasti per una dieta vegetariana.

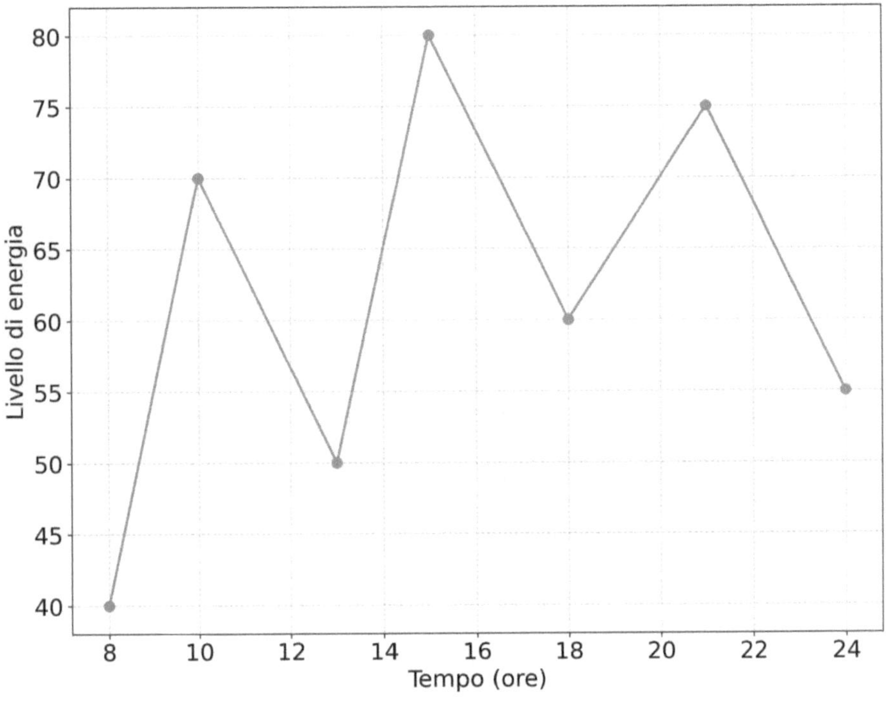

Il grafico mostra un livello di energia fluttuante durante il giorno, con picchi dopo i pasti e una graduale diminuzione fino al pasto successivo. Mantenere livelli di energia relativamente costanti mangiando a intervalli regolari previene la fame estrema, aiuta nel controllo delle porzioni e supporta livelli di zucchero nel sangue stabili, contribuendo tutti a un metabolismo più sano.

Dimensioni delle porzioni

La quantità di cibo consumato per pasto, la dimensione della porzione, influisce direttamente sull'apporto calorico e quindi sul successo di una dieta metabolica. Porzioni troppo grandi, anche se si tratta di alimenti sani, possono ostacolare la perdita di peso o addirittura portare a un aumento di peso. Al contrario, porzioni troppo piccole possono causare una carenza di nutrienti essenziali e una costante sensazione di fame, rendendo difficile il rispetto a lungo termine della dieta metabolica vegetariana. È quindi fondamentale controllare consapevolmente le dimensioni delle porzioni. Ciò non significa necessariamente pesare gli alimenti in modo scrupoloso, ma sviluppare una sensibilità per quantità appropriate. Può essere utile orientarsi sulle raccomandazioni per una dieta vegetariana equilibrata, che ad esempio confronta la dimensione di una porzione di verdura con il proprio pugno e quella di una porzione di carboidrati con il palmo della mano. Una porzione di fonti proteiche, come tofu o legumi, dovrebbe avere all'incirca la dimensione di un palmo. In questo modo, si possono stimare visivamente le dimensioni delle porzioni e adattarle senza grande sforzo. Una dieta a ridotto contenuto calorico può, a seconda delle necessità e delle raccomandazioni mediche, variare tra 1.000 e 1.500 calorie al giorno. [s42] All'interno di questo intervallo calorico, le porzioni dovrebbero essere progettate in modo da risultare sazianti e allo stesso tempo soddisfare i bisogni nutrizionali individuali. Chi, ad esempio, ha fissato il proprio fabbisogno calorico a 1.200 calorie al giorno, potrebbe suddividerle in tre pasti principali da 300 calorie e due spuntini da 150 calorie. È importante prestare attenzione a una composizione equilibrata dei nutrienti all'interno di ogni porzione, quindi una combinazione di carboidrati, proteine, grassi sani, vitamine e minerali. In questo modo, il corpo è ottimamente fornito di energia e nutrienti essenziali, prevenendo heisshungerattacken. Questa consapevole progettazione delle dimensioni delle porzioni supporta la regolazione del peso e

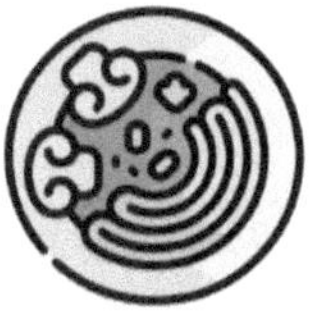

contribuisce al successo a lungo termine della dieta metabolica vegetariana.

Utile sapere

Bisogno nutrizionale

Il bisogno nutrizionale indica quali quantità di vitamine, minerali, proteine, carboidrati e grassi una persona necessita per rimanere in salute. Nell'ambito di una dieta metabolica vegetariana, il bisogno nutrizionale deve essere soddisfatto nonostante l'apporto calorico ridotto, per fornire al corpo il giusto supporto e prevenire carenze. È particolarmente importante garantire un adeguato apporto di proteine, ferro, vitamina B12 e acidi grassi omega-3.

Ridotto in calorie

Una dieta a ridotto contenuto calorico è una componente importante di molte diete metaboliche. Mira a ridurre l'apporto calorico per stimolare il corpo a utilizzare le riserve di grasso e quindi favorire la perdita di peso. Nel contesto di una dieta metabolica vegetariana, ciò significa ridurre l'apporto calorico attraverso alimenti vegetali, senza rinunciare ai nutrienti essenziali.

Essenziale

I nutrienti essenziali sono vitali, ma non possono essere prodotti dal corpo e devono quindi essere assunti attraverso l'alimentazione. In una dieta metabolica vegetariana, la scelta degli alimenti giusti per garantire un adeguato apporto di questi nutrienti è particolarmente importante per evitare carenze.

Dieta metabolica vegetariana - Porzioni

Consigli sulle porzioni durante il giorno con una dieta metabolica vegetariana.

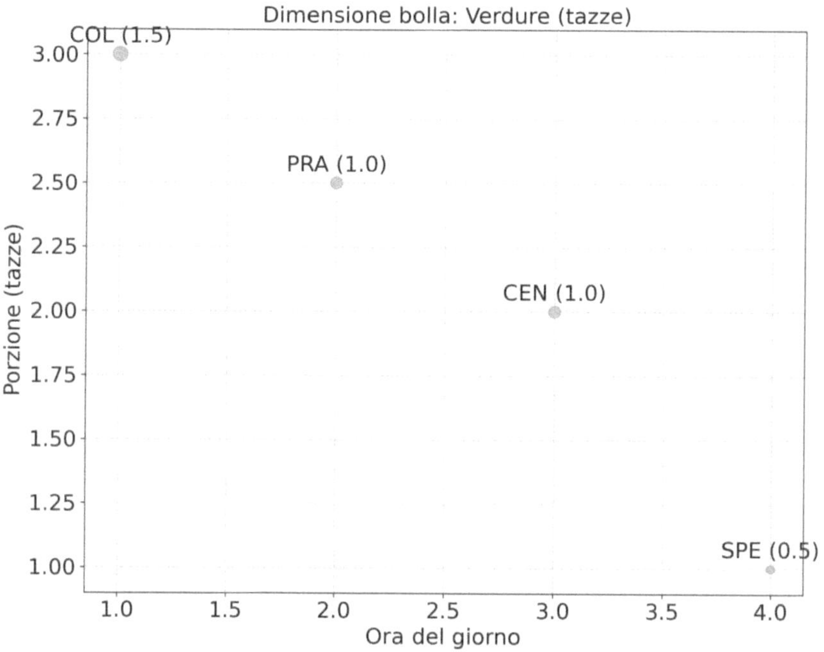

Blasengröße: Verdure (tazze)

CEN: Cena

COL: Colazione

PRA: Pranzo

SPE: Spuntino

Si consigliano porzioni più abbondanti all'inizio della giornata, che diminuiscono gradualmente verso sera. Ciò è in linea con i principi metabolici, ottimizzando l'utilizzo dell'energia e potenzialmente promuovendo il controllo del peso sfruttando la maggiore attività metabolica durante la parte attiva della giornata. L'enfasi sulle verdure in tutti i pasti sottolinea l'importanza di alimenti ricchi di nutrienti e a basso contenuto calorico per la sazietà e un'alimentazione equilibrata.

Consigli concreti

- Collegate i vostri pasti a orari fissi della giornata, ad esempio sempre dopo l'inizio del lavoro o prima della passeggiata serale.
- Utilizzate le pause tra i pasti in modo consapevole per brevi rituali di movimento come esercizi di stretching o una passeggiata intorno all'isolato.
- Cambiati il luogo in cui mangi: fai colazione sul balcone, pranza in giardino e cena al tavolo della cucina, per dare ai pasti un contesto speciale.
- Integrate piccoli momenti di piacere nella vostra giornata che non riguardano il cibo, come una tazza di tè o un buon libro.
- Impostate una sveglia che vi ricordi il prossimo pasto, soprattutto se tendete a dimenticare i pasti.
- Preparate la sera prima piccole porzioni per il giorno successivo e riponetele in contenitori trasportabili.
- Bevete un bicchiere d'acqua prima di ogni pasto, per sostenere la sensazione di sazietà e regolare naturalmente la dimensione delle porzioni.
- Mangiate i vostri pasti da piatti più piccoli, per ridurre visivamente la dimensione delle porzioni e così favorire la sensazione di sazietà.
- Variare leggermente gli orari dei pasti, ad esempio di 15 minuti, per mantenere il corpo flessibile ed evitare routine rigide.
- Create rituali per l'inizio e la fine dei pasti, come un breve rituale di gratitudine o il consapevole riordino delle stoviglie.
- Utilizzate il tempo tra i pasti per ricercare nuove ricette sane e ampliare le vostre abilità culinarie.
- Osservate il vostro livello di energia durante la giornata e adattate di conseguenza gli orari e la composizione dei pasti.

2. 3 Programma di attività fisica

Il movimento è essenziale per un programma di metabolismo di successo. Influisce non solo sul consumo calorico, ma anche sull'attività enzimatica, sulla sensibilità all'insulina e sull'assorbimento dei nutrienti. Queste complesse interazioni possono avere effetti sia positivi che negativi sul metabolismo e sulla biodisponibilità dei nutrienti. Una pianificazione dell'attività ben ponderata tiene quindi conto delle esigenze individuali e integra strategicamente il movimento nella vita quotidiana. Comprende sia sessioni di allenamento strutturate che l'aumento del movimento quotidiano. Solo in questo modo è possibile massimizzare gli effetti positivi sul metabolismo e promuovere la salute a lungo termine. Scoprite di seguito come integrare al meglio il movimento nel vostro programma di metabolismo vegetariano.

> *La rigenerazione è altrettanto importante quanto il movimento stesso per un metabolismo di successo e una salute a lungo termine.*

Esercizi stimolanti il metabolismo

Gli esercizi stimolanti il metabolismo non influenzano solo il consumo calorico durante l'allenamento, ma hanno anche un impatto duraturo sul metabolismo. Promuovono l'attività di enzimi coinvolti nel metabolismo, portando a una lavorazione più efficiente dei nutrienti e a un aumento della combustione dei grassi, anche a riposo [s43]. Questo effetto, noto come effetto afterburn, descrive il consumo energetico aumentato dopo l'allenamento. Attraverso un'attività fisica regolare, il corpo si adatta e ottimizza i suoi processi metabolici. Ciò include un miglioramento della insulinempfindlichkeit, fondamentale per la regolazione della glicemia e l'assorbimento dei nutrienti nelle cellule. Un corridore che si allena regolarmente svilupperà nel tempo una sensibilità all'insulina migliorata e un metabolismo generalmente più efficiente, rispetto a qualcuno con bassa attività fisica [s43]. Oltre al consumo calorico diretto e all'aumento dell'attività enzimatica, gli esercizi stimolanti il metabolismo influenzano anche la farmacocinetica, ovvero l'assorbimento, la distribuzione, il metabolismo e l'escrezione delle sostanze nel corpo [s43]. L'attività fisica può modificare la motilità gastrica, cioè il movimento dello stomaco e dell'intestino, influenzando così l'assorbimento di nutrienti e farmaci. Allo stesso tempo, la circolazione sanguigna nel corpo cambia durante l'allenamento. I muscoli ricevono un afflusso di sangue maggiore, mentre la circolazione di altri organi, come ad esempio il tratto digestivo, può essere ridotta. Questi cambiamenti possono influenzare la biodisponibilità, ovvero la quantità di una sostanza effettivamente disponibile nel corpo. Il tipo e l'intensità dell'attività fisica sono determinanti. Un allenamento intenso può ad esempio portare a un aumento della clearance, cioè l'escrezione di sostanze [s43]. Questo può essere particolarmente rilevante quando si assumono farmaci con una finestra terapeutica ristretta, poiché la concentrazione plasmatica e quindi l'efficacia possono essere influenzate dall'attività fisica. A lungo termine, l'allenamento regolare porta a ulteriori adattamenti del metabolismo. Il numero e l'attività dei mitocondri, le centrali energetiche delle cellule, aumentano. Ciò aumenta la capacità del corpo di produrre e utilizzare energia. Anche la massa muscolare influisce sul metabolismo. Il tessuto muscolare brucia a riposo più calorie rispetto al tessuto adiposo, portando a un metabolismo basale complessivamente più elevato. Un aumento del metabolismo basale significa che il corpo consuma più energia anche a riposo. La combinazione di un'attività enzimatica aumentata, una sensibilità all'insulina migliorata, un'attività mitocondriale aumentata e una maggiore massa muscolare contribuisce a stimolare il metabolismo a lungo termine e a farlo funzionare in modo più efficiente anche al di fuori delle sessioni di allenamento. Questo effetto positivo sul metabolismo è un fattore importante per il controllo del peso, la salute generale e il benessere.

Utile sapere

Biodisponibilità

La biodisponibilità dei nutrienti da fonti vegetali è un aspetto importante in una dieta metabolica vegetariana. L'attività fisica può migliorare la circolazione sanguigna e quindi l'assorbimento dei nutrienti.

Effetto afterburn

L'effetto afterburn, noto anche come EPOC (Consumo di Ossigeno Post-allenamento Eccessivo), è particolarmente importante in una dieta metabolica vegetariana, poiché aumenta la combustione dei grassi anche dopo l'allenamento, supportando così la perdita di peso.

Farmacocinetica

La farmacocinetica può essere rilevante in una dieta metabolica vegetariana quando si assumono integratori alimentari vegetali. L'attività fisica può influenzare l'assorbimento e l'utilizzo di queste sostanze.

Mitocondri

Il numero e l'attività dei mitocondri, le centrali energetiche delle cellule, aumentano grazie all'attività fisica. Un'attività mitocondriale più elevata migliora la produzione di energia dai cibi vegetali e supporta la perdita di peso in una dieta metabolica vegetariana.

Dispendio calorico di esercizi che stimolano il metabolismo

Calorie bruciate per esercizio (circa per una persona di 70 kg)

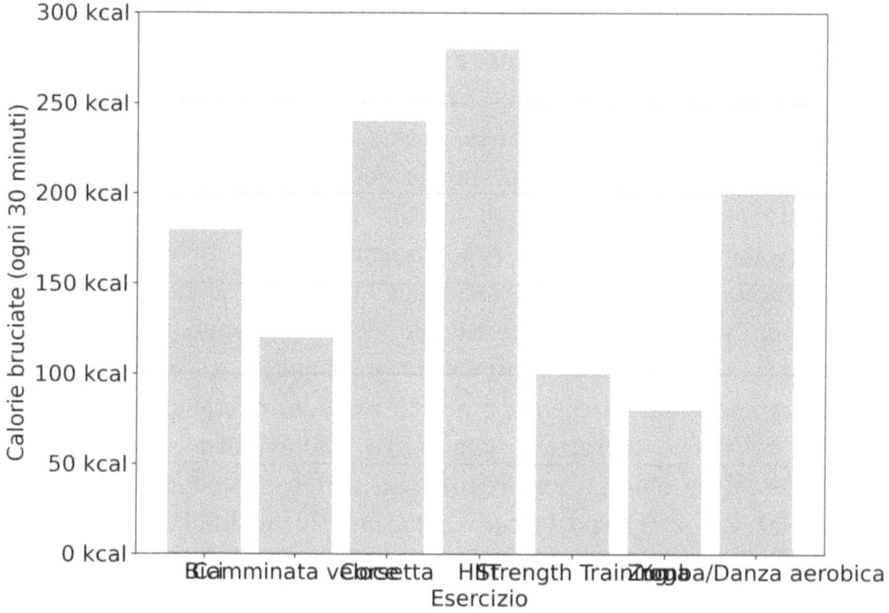

Bici: Ciclismo (19 km/h)

Camminata veloce: Camminata veloce

Corsetta: Corsa (9 km/h)

HIIT: Allenamento a intervalli ad alta intensità

Strength Training: Allenamento di forza

Yoga: Yoga

Zumba/Danza aerobica: Zumba/Danza aerobica

Le attività ad alta intensità come HIIT e corsa bruciano più calorie in un breve lasso di tempo. Esercizi di intensità moderata come camminata veloce e ciclismo sono sostenibili per periodi più lunghi e contribuiscono in modo significativo al dispendio calorico. L'allenamento di forza, pur non bruciando tante calorie durante l'allenamento stesso, aiuta a costruire massa muscolare che aumenta il metabolismo a riposo, portando a più calorie bruciate nel tempo.

Pianificazione dell'attività

La pianificazione dell'attività nell'ambito di una dieta metabolica vegetariana integra strategicamente il movimento nella vita quotidiana per massimizzare gli effetti del cambiamento alimentare. Un approccio strutturato aiuta a implementare in modo duraturo le indicazioni del concetto di attività. È importante incorporare diverse forme di attività nella routine quotidiana, in confronto alle raccomandazioni per i giovani, che prevedono almeno 60 minuti di attività fisica al giorno, suddivisi in unità aerobiche e esercizi di rafforzamento muscolare e osseo [s44]. Questa raccomandazione può essere adattata alle condizioni individuali anche per gli adulti. L'integrazione del movimento nelle routine quotidiane, sia attraverso camminate, giardinaggio o salire le scale, aumenta il consumo energetico oltre alle sessioni di allenamento mirate. Questo consumo energetico aggiuntivo, noto anche come NEAT (Termogenesi da attività non fisica), può variare, secondo gli studi, tra 150 e 500 kcal al giorno [s45]. Anche piccole modifiche nella routine quotidiana si sommano a un valore complessivo significativo. Inoltre, pause di movimento regolari, a differenza di lunghe sedute, promuovono l'attività metabolica e il benessere generale [s46]. Soprattutto nel contesto di una dieta metabolica, che mira a ottimizzare i processi metabolici, queste forme di movimento quotidiano acquisiscono importanza. Per una pianificazione dell'attività di successo, la distribuzione delle sessioni di movimento durante la settimana è cruciale [s47] [s46]. Invece di pianificare poche lunghe sessioni di allenamento, anche sessioni più brevi di 10-15 minuti possono essere efficaci e più facilmente integrate nella vita quotidiana. Questo facilita l'adattamento, in particolare per coloro che non sono allenati, che dovrebbero avvicinarsi lentamente al livello di attività raccomandato [s47]. Tre volte a settimana 15 minuti di camminata veloce e due volte a settimana 20 minuti di allenamento di forza sono già sufficienti per ottenere effetti positivi sul metabolismo e sulla salute generale. Una tale pianificazione tiene conto delle raccomandazioni di integrare almeno 150 minuti di attività moderata e due volte a settimana di rafforzamento muscolare nel piano settimanale [s47] [s46]. La progettazione delle sessioni di allenamento dovrebbe seguire il principio FITTE, che considera i fattori frequenza, intensità, tempo, tipo di attività e piacere (inglese: Enjoyment) [s45]. Questo principio consente un adattamento individuale del piano di allenamento alle esigenze e preferenze personali. La scelta di attività che portano gioia aumenta la motivazione e promuove l'integrazione a lungo termine del movimento nella vita quotidiana. Attività condivise con amici o familiari offrono ulteriore supporto sociale e aumentano il fattore divertimento [s47] [s44]. Ciò aumenta la probabilità di mantenere il programma di movimento a lungo termine e di sfruttare gli effetti positivi sul metabolismo nel lungo periodo. Inoltre, limitare il tempo davanti allo schermo, in particolare per i giovani, può creare spazi per più movimento [s44]. La pianificazione dell'attività all'interno di una dieta metabolica vegetariana è quindi un processo complesso che comprende sia sessioni di allenamento strutturate che l'integrazione del movimento nella vita quotidiana. Una pianificazione ben ponderata, che considera le esigenze individuali, le preferenze e le raccomandazioni delle organizzazioni sanitarie, massimizza il successo della dieta metabolica e promuove la salute a lungo termine.

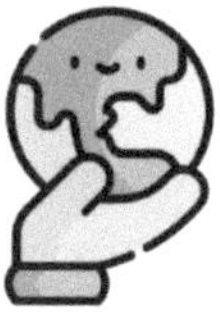

Utile sapere

Allenamento di forza

L'allenamento di forza promuove la costruzione muscolare. Maggiore massa muscolare aumenta il metabolismo basale e porta a un maggiore consumo calorico, anche a riposo. Questo è particolarmente importante nell'ambito di una dieta metabolica vegetariana, per stimolare il metabolismo e mantenere il peso raggiunto a lungo termine.

Principio FITTE

Il principio FITTE (Frequenza, Intensità, Tempo, Tipo, Piacere) offre un quadro per la pianificazione individuale dell'allenamento. In una dieta metabolica vegetariana, aiuta ad adattare il movimento alle esigenze personali e allo stile alimentare vegetariano, per supportare al meglio il metabolismo e mantenere alta la motivazione.

Unità aerobiche

Le unità aerobiche, come ad esempio correre, nuotare o andare in bicicletta, migliorano la resistenza e favoriscono la combustione dei grassi. In combinazione con la dieta vegetariana della dieta metabolica, contribuiscono a un deficit calorico e supportano così la perdita di peso.

Livello di attività durante il giorno (metabolismo vegetariano)

Illustra i livelli di attività tipici durante una giornata con una dieta vegetariana.

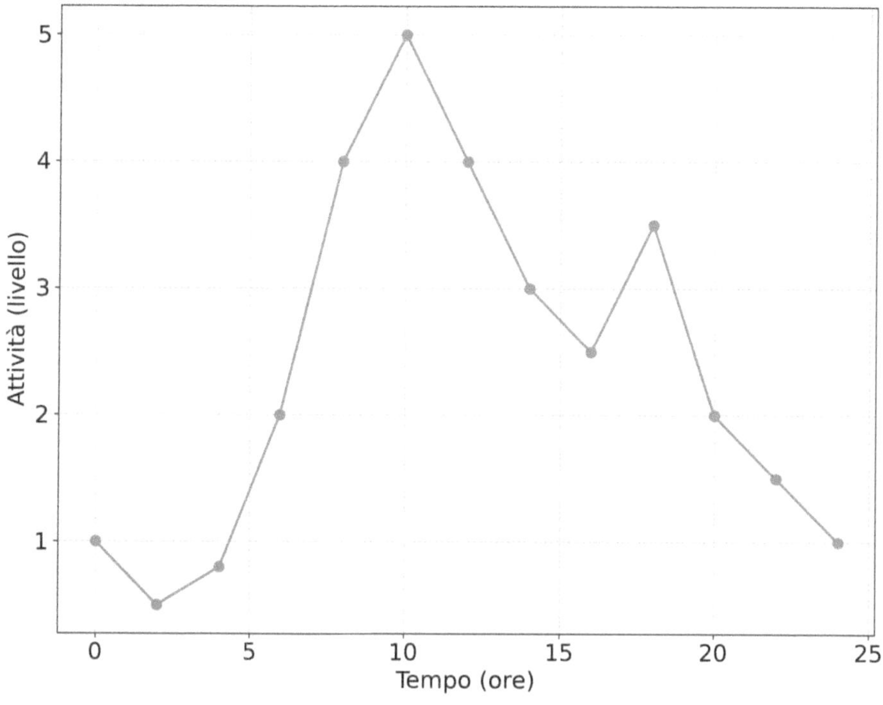

I livelli di attività raggiungono il picco nella tarda mattinata e nel primo pomeriggio, con un altro picco minore nella prima serata, suggerendo periodi di maggiore dispendio calorico. I livelli più bassi durante la notte e la tarda serata riflettono il riposo e le ridotte esigenze metaboliche.

Fasi di recupero

Le fasi di recupero sono essenziali per il successo di una dieta metabolica vegetariana e per la salute fisica generale. Permettono al corpo di riprendersi dallo stress dell'allenamento e di consolidare le adattamenti ottenuti attraverso l'esercizio. Diversi processi giocano un ruolo, tra cui il ripristino delle riserve energetiche, la riparazione delle microlesioni nei muscoli e l'adattamento del sistema ormonale. Un recupero insufficiente può portare a sovrallenamento, infortuni e a un ridotto successo nell'allenamento. Un aspetto importante del recupero è l'apporto di nutrienti. Dopo l'allenamento, il corpo ha bisogno di proteine per la costruzione muscolare e carboidrati per ripristinare le riserve di glicogeno nei muscoli e nel fegato. Nell'ambito di una dieta metabolica vegetariana, alimenti come legumi, quinoa, tofu e noci offrono una combinazione ideale di proteine e carboidrati. Un frullato post-allenamento con proteine vegetali in polvere e banana può ulteriormente supportare il recupero. Oltre alla nutrizione, il sonno gioca un ruolo centrale nel processo di recupero. Durante il sonno, il corpo rilascia ormoni della crescita, che sono importanti per la riparazione muscolare e la crescita cellulare. Inoltre, il bilancio ormonale si normalizza e il sistema immunitario viene rafforzato. Un sonno adeguato – idealmente sette-otto ore a notte – è quindi indispensabile per un recupero ottimale. Chi ha difficoltà ad addormentarsi può ricorrere a tecniche di rilassamento come la meditazione o il training autogeno. Misure di recupero passive come massaggi, esercizi di stretching e saune possono anch'esse contribuire al recupero. I massaggi rilassano i muscoli e favoriscono la circolazione sanguigna, mentre gli esercizi di stretching migliorano la flessibilità e prevengono i dolori muscolari. Le saune hanno un effetto rilassante e possono ulteriormente supportare il recupero. Il recupero attivo, ovvero un leggero movimento come passeggiate o ciclismo, favorisce la circolazione sanguigna e l'eliminazione dei prodotti di scarto metabolici dai muscoli. La durata ottimale della fase di recupero dipende da vari fattori, tra cui l'intensità e la durata dell'allenamento, lo stato di allenamento e le esigenze individuali. Come regola generale, più intenso è l'allenamento, più lunga dovrebbe essere la fase di recupero. Segni di un recupero insufficiente includono stanchezza persistente, dolori muscolari, riduzione delle prestazioni e una maggiore suscettibilità alle infezioni. In tali casi, l'intensità dell'allenamento dovrebbe essere ridotta e la fase di recupero prolungata. Un diario di allenamento può aiutare a determinare le esigenze individuali e ad adattare le fasi di recupero di conseguenza. Annotate il tipo, la durata e l'intensità dell'allenamento, così come le vostre sensazioni soggettive. In questo modo, potrete riconoscere schemi e ottimizzare il vostro allenamento. All'interno di una dieta metabolica vegetariana, la fase di recupero è strettamente legata alla nutrizione. Un adeguato apporto di mikronaehrstoffen come vitamine e minerali è essenziale per il corretto funzionamento del metabolismo e dei processi di recupero. Una dieta varia, ricca di frutta, verdura, cereali integrali e legumi, garantisce l'apporto di questi nutrienti importanti. Inoltre, possono essere utilizzati integratori nutrizionali per compensare eventuali carenze. Particolarmente importanti sono, ad esempio, la vitamina B12, il ferro e lo zinco, che in una dieta vegetariana possono essere più difficili da ottenere. Un controllo regolare dei valori ematici può aiutare a determinare il fabbisogno di micronutrienti e ad adattare di conseguenza la supplementazione. L'integrazione delle fasi di recupero nella pianificazione delle attività è quindi una parte importante di una dieta metabolica vegetariana di successo. Attraverso una combinazione di adeguato apporto di nutrienti, sonno sufficiente, misure di recupero passive e attive, nonché un adattamento individuale dell'intensità e della durata dell'allenamento, il corpo può recuperare in modo ottimale e massimizzare gli effetti positivi dell'allenamento. Un approccio attento al proprio corpo e il riconoscimento dei segnali di sovraccarico sono fondamentali per rimanere sani e in forma a lungo termine. Confrontate il vostro attuale approccio al recupero con quello di un atleta

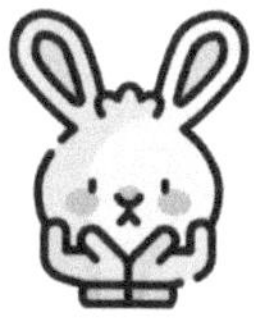

professionista: anche qui il recupero è considerato equivalente all'allenamento e pianificato con cura. Questo approccio, adattato alle esigenze individuali, può aiutarvi a raggiungere i vostri obiettivi e a promuovere la vostra salute.

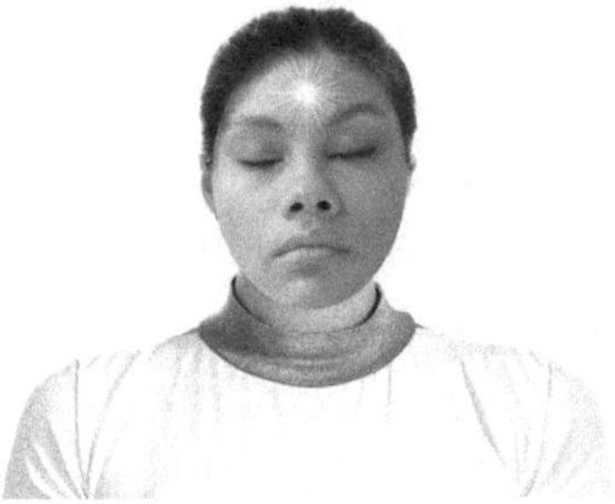

Meditazione [i17]

Utile sapere

Frullato post-allenamento

Un frullato post-allenamento è una bevanda consumata dopo l'allenamento per favorire il recupero. In una dieta metabolica vegetariana, questo frullato può essere composto da proteine vegetali in polvere, frutta e verdura per fornire ai muscoli nutrienti importanti.

Microlesioni

Le microlesioni nei muscoli si verificano a causa dello stress durante l'allenamento. Un adeguato apporto di proteine da fonti vegetali come tofu, lenticchie o tempeh è importante per la riparazione di queste microlesioni e per la costruzione muscolare durante la dieta metabolica.

Micronutrienti

I micronutrienti come vitamine e minerali sono essenziali per il metabolismo e il recupero. In una dieta metabolica vegetariana, è importante prestare attenzione a un adeguato apporto di vitamina B12, ferro e zinco per ottenere risultati ottimali.

Training autogeno

Il training autogeno è una tecnica di rilassamento che provoca rilassamento fisico e psicologico attraverso l'auto-influenza. Può aiutare a risolvere i disturbi del sonno e quindi promuovere il recupero durante la dieta metabolica.

Distribuzione della Fase di Rigenerazione

Distribuzione del tempo trascorso nelle diverse fasi di rigenerazione.

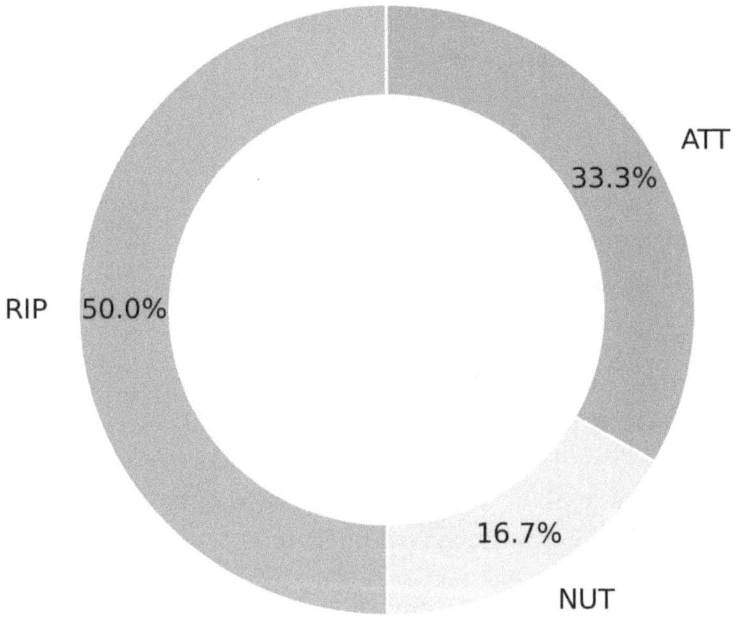

- ATT: Recupero Attivo (Movimento Leggero)
- NUT: Tempistica dei Nutrienti (Nutrizione Post-Allenamento)
- RIP: Recupero Passivo (Sonno)

La visualizzazione evidenzia l'importanza del recupero passivo, suggerendo che svolge un ruolo cruciale in questo programma metabolico vegetariano. Anche il recupero attivo e la tempistica dei nutrienti contribuiscono, anche se in misura minore, indicando un approccio equilibrato al recupero che incorpora varie strategie.

Consigli concreti

- Collegate i percorsi quotidiani a brevi e intense sessioni di movimento. Ad esempio, salite due gradini alla volta o camminate rapidamente per brevi distanze.
- Utilizzate la pausa pranzo per una passeggiata nel verde, lasciando il vostro smartphone in ufficio.
- Stabilite un ritmo di movimento fisso, alzandovi e muovendovi per cinque minuti ogni 90 minuti.
- Trasformate le faccende domestiche in un piccolo allenamento: pulire, passare l'aspirapolvere e fare giardinaggio offrono opportunità di movimento inaspettate.
- Impostate la sveglia cinque minuti prima e iniziate la giornata con un breve programma di mobilità o esercizi di stretching.
- Integrate il movimento ludico nella vostra vita quotidiana, ad esempio giocando a rincorrersi con i vostri bambini o ballando.
- Esplorate il vostro ambiente a piedi o in bicicletta e scoprite nuovi percorsi e luoghi.
- Organizzate attività sportive con gli amici invece di andare a prendere un caffè, ad esempio per un'escursione o un giro in bicicletta.
- Utilizzate i mezzi pubblici e camminate per il resto del tragitto per aumentare il numero di passi quotidiani.
- Incorporate piccole sfide di movimento nella vostra routine, come imparare un nuovo esercizio ogni giorno o salire un certo numero di gradini.
- Indossate un contapassi e fissate obiettivi giornalieri o settimanali di passi per aumentare la vostra motivazione.
- Riflettete regolarmente sul vostro concetto di movimento e adattatelo alle vostre esigenze e progressi.

Revisione - 2. Applicazione pratica

L'attuazione pratica di una dieta vegetariana per il metabolismo richiede una preparazione ben ponderata e un continuo adattamento alle proprie esigenze individuali. Un aspetto centrale è l'organizzazione della cucina e l'acquisto degli utensili necessari. Rifletti su quali strumenti ti servono realmente per preparare i tuoi pasti in modo efficiente e con piacere. Un frullatore potente, ad esempio, è utile per frullati e zuppe, mentre diversi taglieri facilitano la preparazione e prevengono il trasferimento di sapori. Contenitori per alimenti di alta qualità sono essenziali per conservare i pasti già cucinati e consentono una preparazione dei pasti che fa risparmiare tempo. Quando acquisti, presta attenzione alla qualità e alla durata, per trarre vantaggio dal tuo investimento a lungo termine. Inizia in piccolo e integra la tua attrezzatura da cucina secondo necessità. In questo modo eviterai spese superflue e scoprirai quali utensili ti offrono il maggior valore personale.

Altrettanto importante è una pianificazione strategica dei tuoi acquisti. Crea una lista della spesa dettagliata basata sui pasti che hai in programma. Categorizza gli alimenti per facilitare l'acquisto e prevenire acquisti doppi non necessari. Preferisci prodotti stagionali e locali, che spesso sono più freschi e nutrienti. Fai attenzione alla qualità degli alimenti e leggi attentamente le etichette degli ingredienti per identificare zuccheri nascosti e additivi indesiderati. Integra snack sani nella tua lista della spesa per prevenire attacchi di fame. La pianificazione dei tuoi acquisti può aiutarti a implementare la tua transizione alimentare in modo strutturato e di successo. Considera anche le possibilità di stoccaggio nella tua cucina e adatta le quantità di acquisto di conseguenza. Acquisti più piccoli e regolari possono garantire la freschezza dei tuoi alimenti e ridurre lo spreco alimentare.

La strutturazione dei tuoi pasti e la pianificazione delle tue attività sportive sono ulteriori elementi importanti per un'implementazione di successo. Un piano settimanale con pasti e orari di allenamento stabiliti può aiutarti a perseguire i tuoi obiettivi in modo coerente e a superare le fluttuazioni di motivazione. Considera le tue esigenze individuali e la tua routine quotidiana nella pianificazione. Sperimenta con diverse ricette e scopri quali piatti ti piacciono e si integrano bene nella tua vita quotidiana. Fai attenzione a un apporto equilibrato di nutrienti e distribuisci strategicamente l'apporto calorico durante la giornata. Integra sia l'allenamento aerobico che quello di forza nel tuo piano settimanale e pianifica adeguati periodi di recupero. Sii flessibile e adatta il tuo piano secondo necessità.

L'implementazione di una dieta vegetariana per il metabolismo richiede impegno e disciplina. Ci saranno sfide, momenti in cui la motivazione diminuisce o la vita quotidiana si intromette. Considera queste sfide come un'opportunità per ottimizzare le tue strategie e rafforzare la tua forza di volontà. Concentrati sui tuoi progressi e celebra i tuoi successi, indipendentemente da quanto piccoli possano sembrare. Con una pianificazione ben ponderata, un atteggiamento positivo e la disponibilità ad adattarti alle tue esigenze individuali, puoi attuare con successo la dieta vegetariana per il metabolismo e raggiungere i tuoi obiettivi di salute. Hai la chiave del tuo successo tra le mani: usala!

3. Piano alimentare

Come possiamo supportare al meglio il nostro metabolismo senza dipendere dai prodotti animali? La giusta composizione dei pasti gioca un ruolo decisivo - dalla prima tazza di tè al mattino all'ultimo boccone della sera. Un piano alimentare ben strutturato costituisce le fondamenta per il successo della cura del metabolismo vegetariano e rende la rinuncia alle proteine animali un gioco da ragazzi. Le pagine seguenti ti mostreranno come ottimizzare la tua alimentazione quotidiana passo dopo passo, ottenendo risultati massimi.

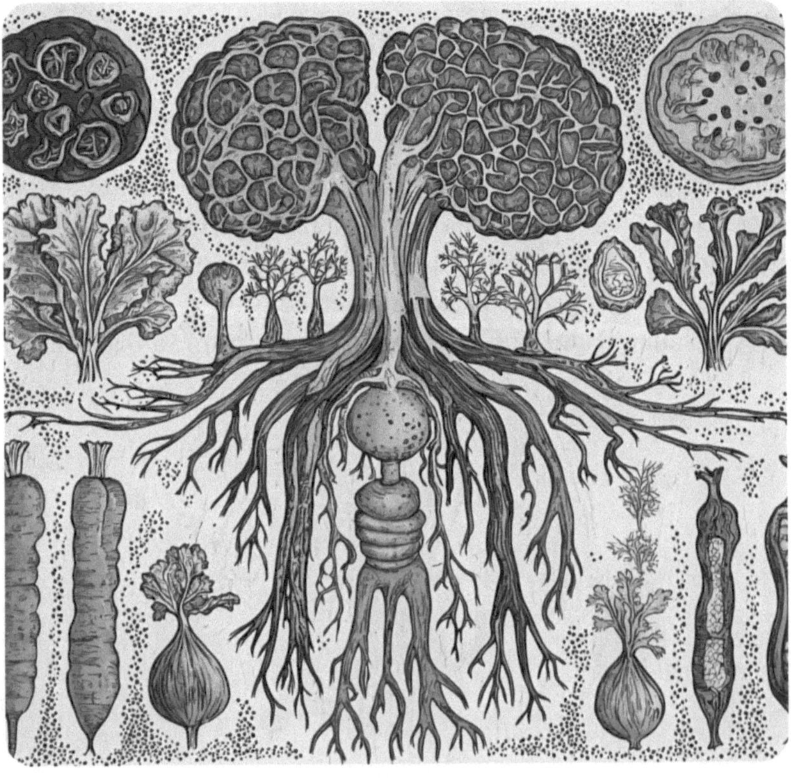

3. 1 Pasti principali

I pasti principali costituiscono le fondamenta di una riuscita dieta vegetariana per il metabolismo senza HCG. La scelta e la combinazione corrette degli alimenti in ogni momento della giornata influenzano il metabolismo, la sensazione di sazietà e l'apporto energetico. È fondamentale affrontare specifiche sfide, come la distribuzione ottimale delle calorie, l'apporto di nutrienti e la prevenzione delle crisi di fame. Colazione, pranzo e cena offrono ciascuno diverse opportunità per stimolare il metabolismo e allo stesso tempo fornire al corpo tutti i nutrienti necessari. La corretta composizione dei pasti non solo determina il successo della dieta, ma anche il benessere generale. Scoprite ora come ottimizzare i vostri pasti principali e realizzare così la vostra dieta per il metabolismo in modo efficace e piacevole.

Una colazione ricca di calorie, un pranzo completo e una cena leggera – questa combinazione ottimizza la distribuzione delle calorie durante la giornata e supporta il metabolismo nell'ambito di una dieta vegetariana per il metabolismo.

Varianti per la colazione

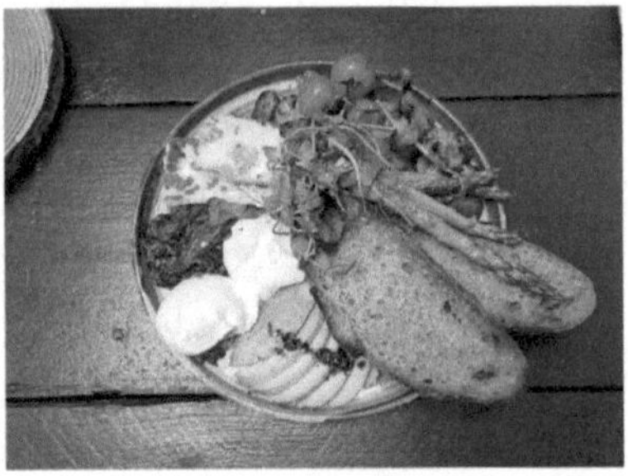

Avocado [i18]

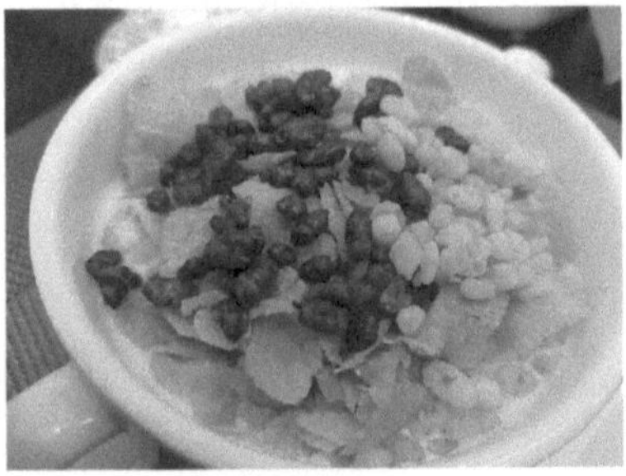

Fiocchi d'avena [i19]

Una colazione varia nell'ambito di una dieta vegetariana per il metabolismo senza HCG offre molte possibilità per iniziare la giornata in modo energico e sano, senza rinunciare al piacere. L'accento è posto su alimenti naturali e non lavorati, che stimolano il metabolismo e saziano a lungo. In questo contesto, la corretta distribuzione delle calorie durante la giornata è fondamentale per il successo della dieta. Una colazione più calorica rispetto agli altri pasti può, in combinazione con il digiuno notturno, contribuire a prevenire l'obesità [s48]. Saltare la colazione, al contrario, aumenta il rischio di aumento di peso [s48]. Per supportare al meglio il metabolismo, la colazione dovrebbe contenere una combinazione di carboidrati complessi, proteine vegetali e grassi sani. I carboidrati complessi, come quelli presenti nel pane integrale, nei fiocchi d'avena o nel riso integrale, forniscono energia duratura e prevengono le crisi di fame. Le proteine vegetali, ad esempio provenienti da legumi, tofu, noci o semi, contribuiscono alla costruzione e al mantenimento della massa muscolare e favoriscono anche la sazietà. I grassi sani, come quelli presenti in avocado, noci, semi di lino o olio d'oliva, sono importanti per la produzione di ormoni e per l'assorbimento delle vitamine liposolubili. Le variazioni nella colazione possono essere ottenute combinando diversi gruppi alimentari e metodi di preparazione. Preparare al mattino un porridge con fiocchi d'avena, frutti di bosco, noci e semi di lino offre un pasto nutriente e saziante che stimola anche il metabolismo. In alternativa, una fetta di pane integrale con avocado, pomodori e germogli può essere un'opzione gustosa e ricca di nutrienti. Anche i frullati a base di frutta, verdura, noci e semi offrono un modo veloce e semplice per gustare una colazione sana e varia. Variando gli ingredienti e utilizzando prodotti di stagione, la colazione può essere continuamente reinventata e adattata alle esigenze individuali. La distribuzione delle calorie durante la giornata gioca, come già accennato, un ruolo cruciale nella dieta per il metabolismo [s48]. Consumando la maggior parte delle calorie al mattino, si sfrutta al meglio l'energia naturale del corpo e si evitano le crisi di fame nel corso della giornata. Il digiuno notturno, ovvero una pausa alimentare di almeno 12 ore tra cena e colazione, supporta ulteriormente i processi metabolici e può regolare l'assunzione calorica [s48]. Questa combinazione di colazione più calorica e digiuno notturno può quindi avere un effetto positivo sul peso. Per attuare al meglio la dieta vegetariana per il metabolismo, è consigliabile provare diverse varianti di colazione e trovare quella che meglio si adatta alle preferenze e alle esigenze individuali. Una colazione varia non solo garantisce un adeguato apporto di nutrienti e un metabolismo attivo, ma contribuisce anche a mantenere la motivazione e il piacere nel cambiamento alimentare a lungo termine. Una dieta equilibrata, combinata con un'adeguata attività fisica e un sonno sufficiente, costituisce la base per uno stile di vita sano e può migliorare il benessere. Chi, ad esempio, consuma al mattino un muesli con yogurt di soia, frutta e noci e rinuncia ai carboidrati la sera, può attuare praticamente i principi della dieta per il metabolismo.

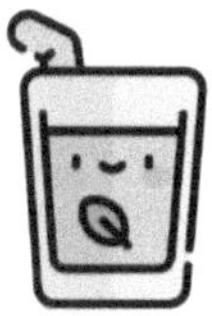

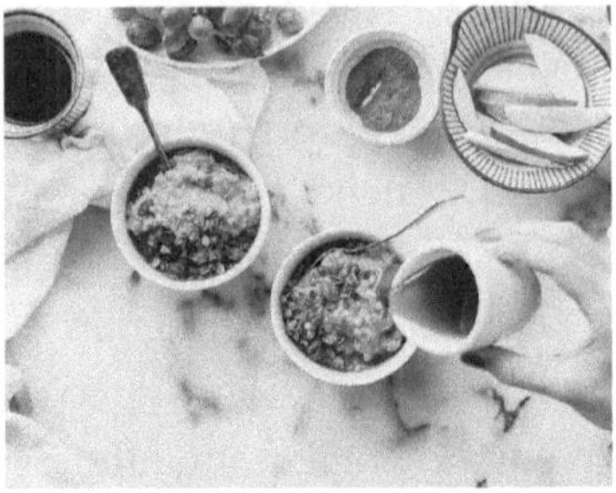

Porridge [i20]

Rapporto Macronutrienti per una Colazione Metabolica Vegetariana

Distribuzione ideale dei macronutrienti per una colazione metabolica vegetariana.

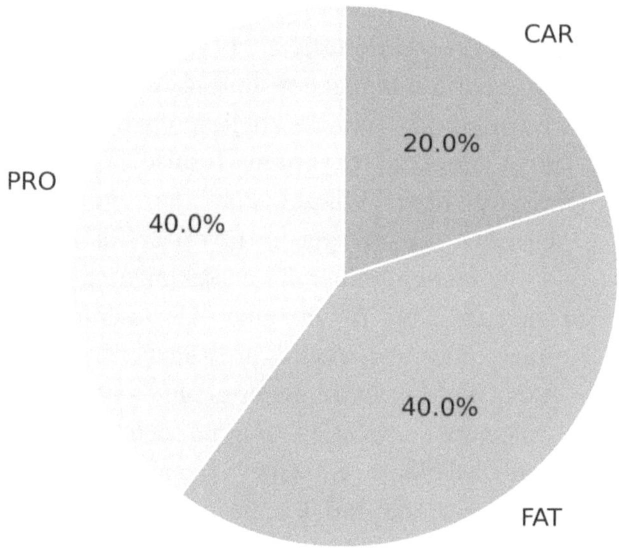

- CAR: Carboidrati (es. Bacche, Verdure a Basso Indice Glicemico)
- FAT: Grassi Sani (es. Avocado, Noci, Semi)
- PRO: Proteine (es. Tofu Strapazzato, Yogurt Greco)

Questo grafico sottolinea l'importanza di proteine e grassi sani in una colazione metabolica vegetariana, riducendo al minimo i carboidrati per supportare l'ottimizzazione metabolica. Il maggiore contenuto proteico aiuta a mantenere il senso di sazietà e a preservare la massa muscolare, mentre i grassi sani forniscono energia costante. Il basso contenuto di carboidrati aiuta a regolare i livelli di zucchero nel sangue e favorisce la combustione dei grassi.

Piatti principali

I piatti principali giocano un ruolo importante nella dieta vegetariana per il metabolismo senza HCG, fornendo energia e nutrienti durante la giornata. Per stimolare il metabolismo e raggiungere una sensazione di sazietà duratura, è consigliabile una combinazione di alimenti vegetali ricchi di nutrienti. Un pasto completo che fornisce al corpo energia sufficiente può ridurre l'assunzione spontanea di ulteriori calorie e aumentare la sensazione di sazietà [s49]. In questo modo si possono prevenire le voglie pomeridiane. Un menù a base di legumi, cereali integrali e verdure fornisce preziose proteine, carboidrati complessi e fibre. Questa combinazione garantisce un rilascio lento e uniforme di energia e favorisce la digestione. Le verdure forniscono vitamine, minerali e sekundaere_pflanzenstoffe, essenziali per un metabolismo funzionante. Un esempio di un tale pranzo potrebbe essere un'insalata di pasta integrale con ceci, verdure grigliate come peperoni e zucchine, arricchita con un condimento a base di olio d'oliva e erbe fresche. Grazie a una combinazione intelligente di alimenti, non solo si può ottimizzare il metabolismo, ma anche ridurre l'impatto ambientale, ad esempio utilizzando legumi e evitando la carne rossa [s50]. Chi pranza in mensa dovrebbe esaminare criticamente i piatti offerti e, se necessario, integrarli con insalate o porzioni extra di verdure [s51].

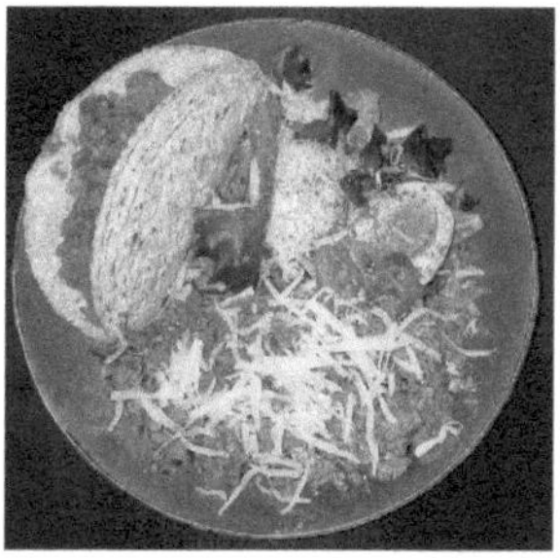

Verdure [i21]

Utile sapere

Cereali integrali

I cereali integrali forniscono carboidrati complessi, che garantiscono un apporto energetico duraturo e mantengono stabile il livello di zucchero nel sangue, fondamentale per una dieta metabolica di successo.

Sensazione di sazietà

Una sufficiente sensazione di sazietà durante i pasti principali aiuta a evitare le voglie e gli spuntini incontrollati durante la dieta metabolica.

Pasti principali

La cena all'interno della dieta vegetariana per il metabolismo senza HCG dovrebbe essere leggera eppure saziante, per non sovraccaricare il metabolismo notturno e promuovere la rigenerazione del corpo. La composizione della cena influisce sull'naehrstoffaufnahme e può quindi influenzare la qualità nutrizionale complessiva [s52]. Anche qui l'attenzione è rivolta a cibi naturali e non lavorati, con un alto contenuto di proteine vegetali e fibre, ma con una riduzione dei carboidrati rispetto alla colazione. Alimenti ricchi di fibre come verdure (tra cui broccoli, spinaci, cavolfiori) e legumi (lenticchie, ceci) saziano in modo duraturo e supportano la digestione. Le proteine vegetali, ad esempio da tofu, tempeh o quinoa, contribuiscono al mantenimento della massa muscolare e favoriscono anche la sazietà. Grassi sani in quantità moderate, come quelli provenienti da avocado o noci, completano il pasto e forniscono acidi grassi essenziali. Una possibile cena potrebbe consistere in un grande insalata con tofu saltato, diverse varietà di verdure e un condimento a base di olio d'oliva e succo di limone. Anche il momento della cena è rilevante [s52]. Una cena anticipata, idealmente almeno tre ore prima di andare a letto, consente al corpo di avere abbastanza tempo per la digestione e può influenzare positivamente la qualità del sonno. Chi inizia la giornata con un ricco muesli e a pranzo gode di un pasto completo con legumi e cereali integrali, può scegliere una cena più leggera per ottimizzare la distribuzione delle calorie durante la giornata e supportare il metabolismo. È importante notare che la cena contribuisce in modo significativo all'assunzione totale di nutrienti [s52], motivo per cui deve essere garantito un adeguato apporto di essentiellen_naehrstoffen. La cena non è quindi solo l'ultimo pasto della giornata, ma un elemento fondamentale per il successo della dieta vegetariana per il metabolismo e il benessere generale.

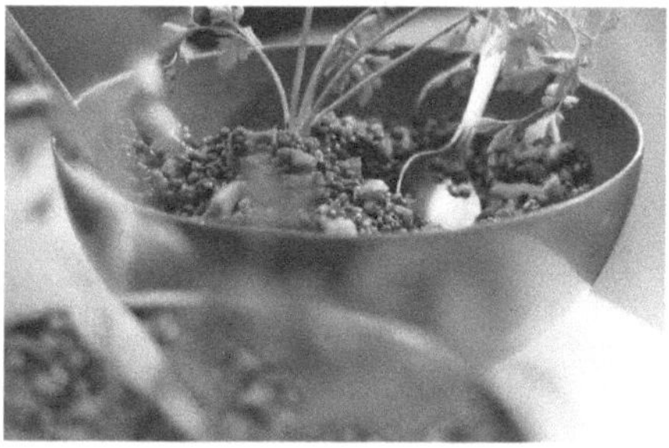

Lenticchie [i22]

Utile sapere

Rigenerazione

Una cena leggera promuove la rigenerazione notturna del corpo, alleggerendo il tratto digestivo e consentendo al corpo di concentrarsi sui processi di recupero e riparazione.

Composizione della cena vegetariana

Distribuzione dei macronutrienti per una cena vegetariana.

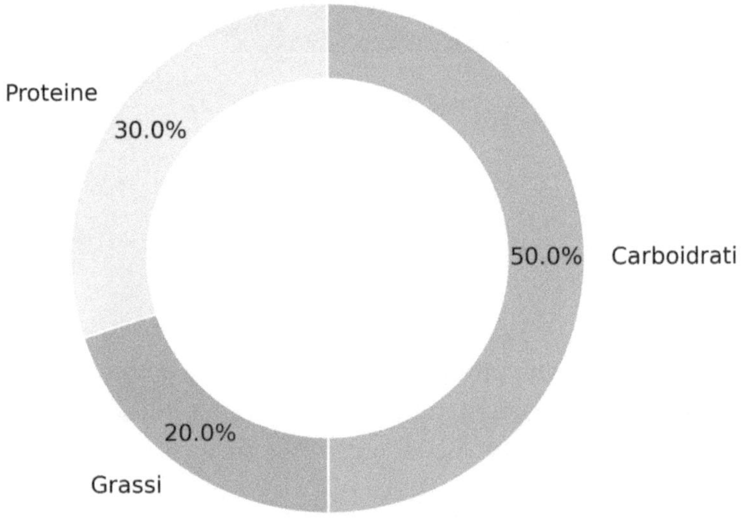

- CAR: Carboidrati
- FAT: Grassi
- PRO: Proteine

Questo grafico evidenzia l'importanza di bilanciare i macronutrienti in una cena vegetariana. Una porzione significativa proviene da carboidrati, principalmente da cereali integrali e verdure, che forniscono energia sostenuta. Fonti proteiche come legumi, tofu o latticini contribuiscono alla sazietà e alla riparazione muscolare. I grassi sani, essenziali per varie funzioni corporee, sono rappresentati da una porzione minore e possono essere ottenuti da fonti come noci, semi e avocado. Questo equilibrio garantisce un pasto nutriente e soddisfacente.

Consigli concreti

- Pianifica i tuoi pasti principali in modo da goderti la porzione più grande a pranzo.
- Prepara nel fine settimana una maggiore quantità di legumi e utilizzali come base per diversi pranzi e cene.
- Sperimenta con verdure di stagione e crea zuppe, stufati o piatti al forno variati per i tuoi pasti principali.
- Sostituisci contorni come pasta o riso con verdure saltate o al vapore per aumentare la densità nutrizionale dei tuoi pasti.
- Utilizza piatti grandi per i tuoi pasti principali e riempili per metà con verdure, per un quarto con proteine vegetali e per un quarto con carboidrati complessi.
- Mangia i tuoi pasti principali senza distrazioni come la televisione o lo smartphone, per mangiare in modo più consapevole e percepire meglio i segnali di sazietà.
- Acquista un nuovo libro di cucina con ricette vegetariane e lasciati ispirare per nuove creazioni per i tuoi pasti principali.
- Invita amici o familiari a cucinare e mangiare insieme e scambiatevi idee sulla nutrizione sana.
- Partecipa a un corso di cucina per la cucina vegetariana e amplia il tuo repertorio di piatti sani e gustosi.
- Crea il tuo personale rituale dei pasti principali, ad esempio apparecchiando la tavola in modo particolare o accendendo una candela.
- Fai una breve passeggiata dopo pranzo per favorire la digestione e ricaricare le energie.
- Rifletti dopo ogni pasto principale su quanto sei sazio e soddisfatto e adatta le dimensioni delle porzioni e la composizione dei tuoi prossimi pasti di conseguenza.

3. 2 Spuntini

Le merende giocano un ruolo decisivo per il successo di una dieta vegetariana per il metabolismo. Aiutano a mantenere costante il livello di zucchero nel sangue, a evitare attacchi di fame e a garantire un apporto energetico adeguato. Allo stesso tempo, la scelta giusta degli snack, specialmente per i vegetariani, rappresenta una sfida per soddisfare il fabbisogno di proteine e micronutrienti. La composizione ottimale delle merende, l'evitamento di snack poveri di nutrienti e l'integrazione nel fabbisogno calorico quotidiano sono aspetti centrali che verranno approfonditi in questo capitolo. Sarà anche considerato il ruolo delle cene tardive e il loro impatto sul metabolismo. Scoprite come le giuste merende possono supportare il vostro successo nella dieta vegetariana per il metabolismo.

La giusta composizione degli spuntini è fondamentale: combinazioni ricche di nutrienti e sazianti di carboidrati complessi, proteine vegetali e fibre aiutano a evitare attacchi di fame, mantenere costante il livello di zucchero nel sangue e gestire il peso.

Snack mattutini

I snack mattutini aiutano a mantenere costante il livello di zucchero nel sangue e a prevenire heisshungerattacken. In questo modo si mantiene la concentrazione e si evita di mangiare eccessivamente a pranzo [s53]. Uno snack equilibrato fornisce nutrienti importanti e energia per il resto della mattinata. Soprattutto per i vegetariani, la scelta giusta è fondamentale per soddisfare il fabbisogno di proteine e mikronaehrstoffen. La frutta e lo yogurt offrono qui una combinazione ideale: la frutta fornisce vitamine, minerali e fibre, mentre lo yogurt contribuisce con proteine vegetali e calcio [s54]. L'alto contenuto di acqua e fibre della frutta garantisce anche una sensazione di sazietà duratura, che aiuta a controllare l'apporto calorico e a gestire il peso [s54]. Un vasetto (150g) di yogurt naturale con una manciata di bacche (100g) e un po' di noci tritate (15g) fornisce nutrienti preziosi e mantiene sazi fino a pranzo. Quando scegliete lo yogurt, prestare attenzione a un basso contenuto di zucchero ed evitare frutta zuccherata. La dimensione della porzione dello snack dovrebbe rimanere moderata per non superare il 5-10% dell'apporto calorico giornaliero raccomandato [s53]. In questo modo, uno snack mattutino può essere integrato efficacemente nel piano alimentare della dieta metabolica vegetariana.

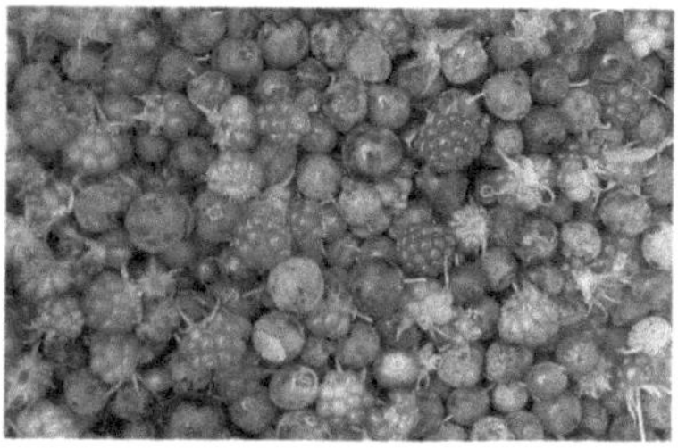

Bacche [i23]

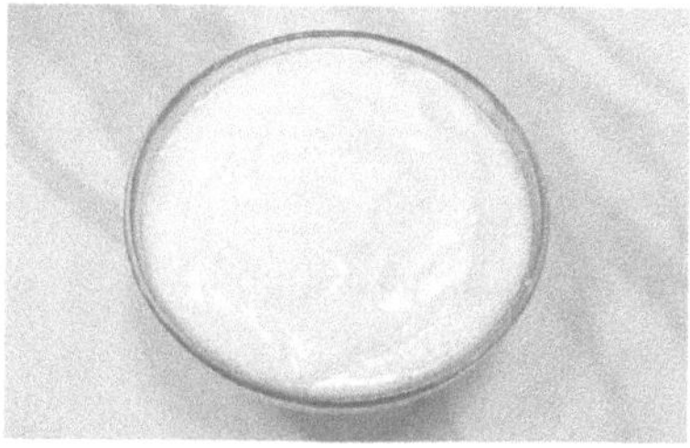

Yogurt naturale [i24]

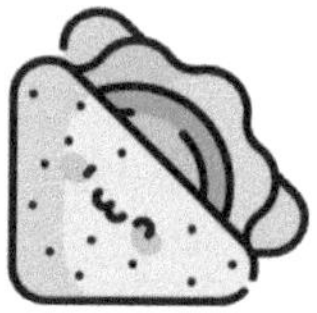

Utile sapere

Apporto calorico

L'apporto calorico descrive la quantità di energia che una persona assume attraverso il cibo. In una dieta metabolica, il controllo dell'apporto calorico gioca un ruolo importante nella riduzione del peso. Con i giusti snack vegetariani, è possibile gestire efficacemente l'apporto calorico.

Livello di zucchero nel sangue

Il livello di zucchero nel sangue indica la concentrazione di glucosio nel sangue. Un livello di zucchero nel sangue stabile è importante per l'apporto energetico del corpo e il benessere generale. Durante una dieta metabolica vegetariana, gli snack aiutano a mantenere costante il livello di zucchero nel sangue e a evitare la fame.

Sensazione di sazietà

La sensazione di sazietà è la percezione di aver mangiato a sufficienza. Snack ricchi di fibre, come frutta con noci, contribuiscono a una sensazione di sazietà duratura grazie all'alto contenuto di fibre e aiutano a controllare l'apporto calorico nell'ambito di una dieta metabolica vegetariana.

Spuntini a metà mattina - Confronto calorie (dieta metabolica vegetariana)

Contenuto calorico di vari spuntini vegetariani a metà mattina adatti a una dieta metabolica.

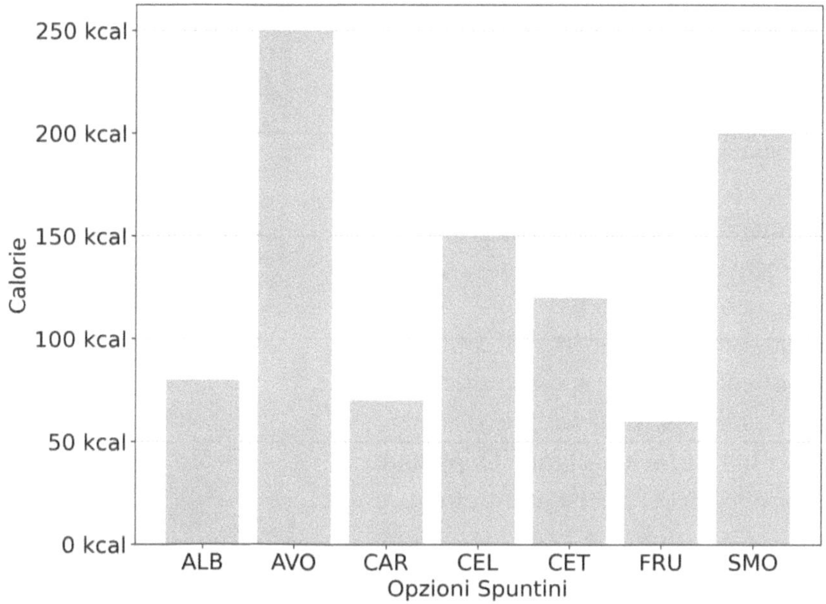

ALB: Mandorle (1/4 di tazza)

AVO: Toast all'avocado (1 fetta)

CAR: Uovo sodo

CEL: Sedano con burro di mandorle (2 gambi)

CET: Cetriolo e hummus (1/2 tazza)

FRU: Mela (piccola)

SMO: Frullato proteico (piccolo)

Questo grafico evidenzia le differenze caloriche tra varie opzioni di spuntini vegetariani a metà mattina. Le opzioni a basso contenuto calorico come una manciata di mandorle o una piccola mela sono ideali per mantenere un deficit calorico pur fornendo energia e sazietà. Spuntini più calorici, come toast all'avocado o un frullato proteico, possono essere incorporati strategicamente, soprattutto dopo un'attività più faticosa, ma il controllo delle porzioni è fondamentale in un quadro dietetico metabolico.

Snack pomeridiani

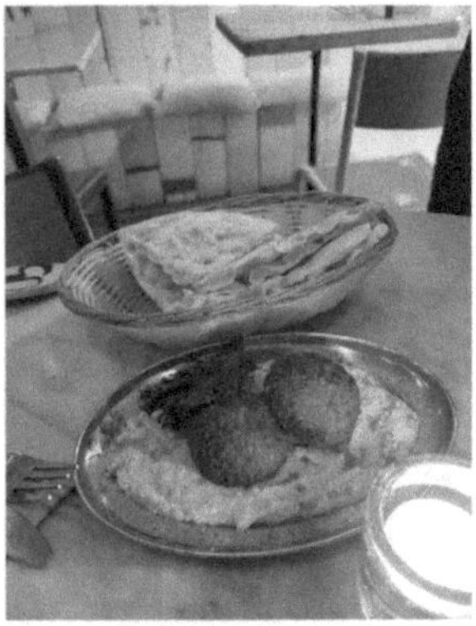

Hummus [i25]

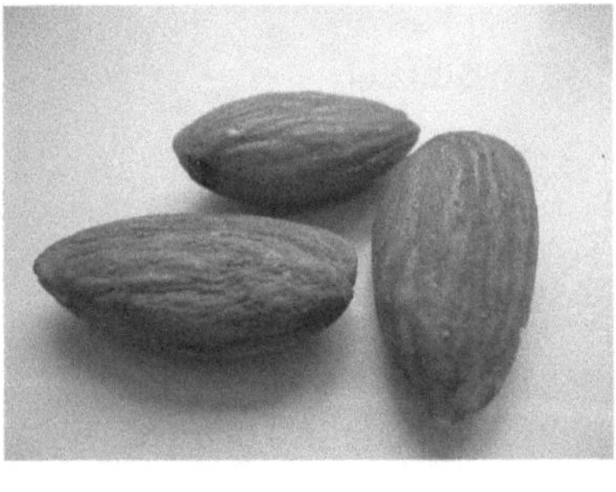

Mandorle [i26]

Dopo il pranzo, il livello di energia può diminuire, portando a un calo delle prestazioni e al desiderio di dolci. Uno spuntino pomeridiano ben pianificato nell'ambito di una dieta vegetariana per il metabolismo può aiutare, fornendo nuova energia e prevenendo le crisi di fame serali. È fondamentale avere la giusta composizione. Snack con un'alta densità energetica ma basso contenuto di nutrienti, come spesso osservato negli studi [s55], dovrebbero essere evitati. Invece, è consigliabile puntare su combinazioni ricche di proteine e fibre. Le proteine e le fibre contribuiscono a una sensazione di sazietà più duratura [s56] [s57]. Le noci, che riducono la fame e l'appetito [s58], possono essere un'aggiunta preziosa. Una manciata di mandorle o noci combinata con

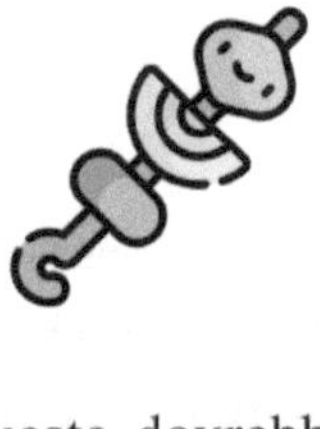

una porzione di bastoncini di verdura con hummus o un pezzo di frutta fornisce sia nutrienti importanti che energia duratura. È importante considerare anche la quantità di calorie, che può variare tra 139 e 170 kcal a seconda della scelta dello spuntino [s59]. Queste dovrebbero essere integrate nel fabbisogno calorico totale della giornata per supportare la gestione del peso nell'ambito della dieta per il metabolismo. Uno spuntino ricco di proteine può ridurre la sensazione di fame e aumentare la sazietà, anche se l'aumento della quantità di proteine da solo non sempre porta a miglioramenti significativi nella regolazione dell'assunzione di energia [s60].

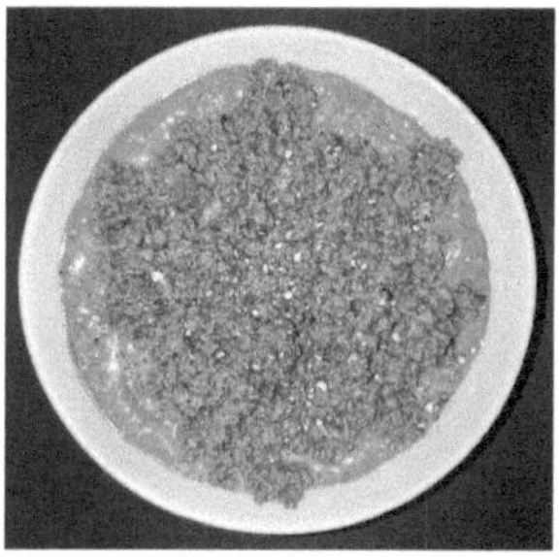

Proteine [i27]

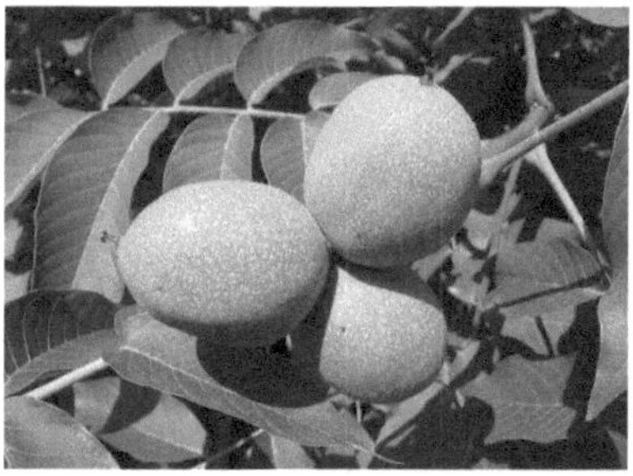

Noci [i28]

Utile sapere

Crisi di fame

Le crisi di fame sono un'improvvisa e intensa voglia di determinati alimenti, spesso di dolci o prodotti altamente trasformati. Attraverso spuntini pianificati strategicamente e ricchi di nutrienti nell'ambito della dieta vegetariana per il metabolismo, è possibile prevenire efficacemente le crisi di fame.

Gestione del peso

La gestione del peso nel contesto di una dieta vegetariana per il metabolismo descrive il controllo consapevole dell'assunzione e del consumo di calorie attraverso un'alimentazione adeguata e un'adeguata attività fisica, per raggiungere o mantenere un peso sano.

Confronto valori nutrizionali degli spuntini pomeridiani

Valori nutrizionali degli spuntini vegetariani

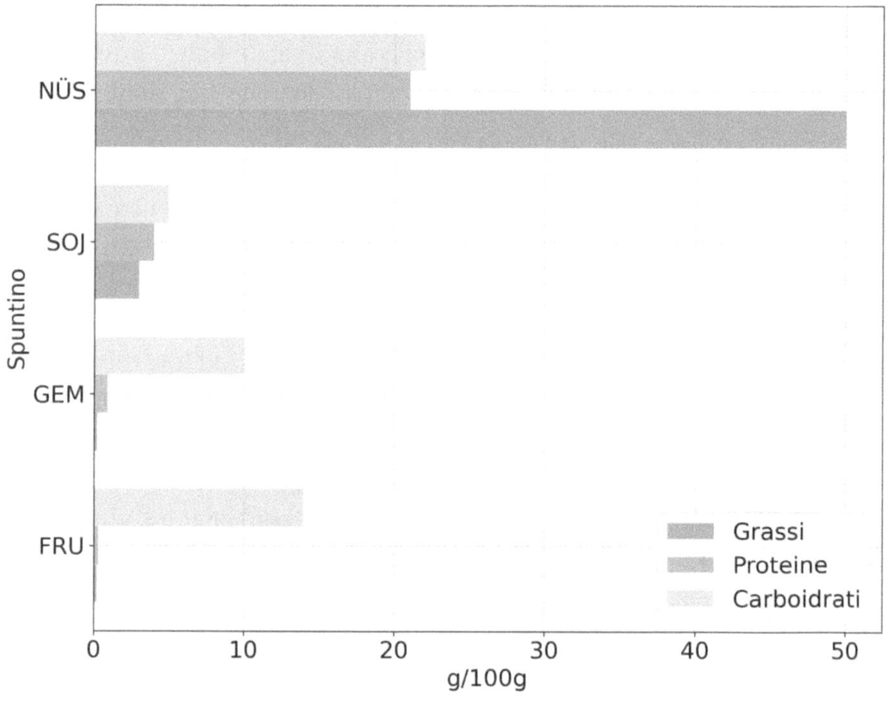

FRU: Frutta (Mela)

GEM: Verdura (Carote)

NÜS: Frutta secca (Mandorle)

SOJ: Yogurt di soia

Il confronto mostra che la frutta secca ha un alto contenuto di grassi, ma offre anche molte proteine. La frutta, invece, è zuccherina, ma povera di grassi e proteine. La verdura si distingue per le sue basse calorie e la fibra alimentare. Lo yogurt di soia fornisce molte proteine, pochi grassi e una moderata quantità di carboidrati. Un mix di queste categorie consente un apporto equilibrato di nutrienti.

Pasti tardivi

I pasti tardivi, ovvero l'assunzione di cibo poco prima di andare a letto, sono spesso considerati criticamente nel contesto di una dieta metabolica. Mentre un consenso precedente promuoveva lunghe pause di digiuno tra cena e colazione [s61], le attuali scoperte suggeriscono che evitare pause alimentari eccessivamente lunghe, soprattutto in determinate situazioni metaboliche, possa essere vantaggioso. È stato dimostrato che un'assunzione regolare di cibo, inclusa la colazione, può influenzare positivamente la funzione cognitiva [s61]. Applicato a una dieta metabolica vegetariana, ciò significa che un pasto tardivo personalizzato – invece di una completa astinenza – può essere sensato. L'accento dovrebbe essere posto, analogamente agli spuntini, sulla composizione nutrizionale [s62]. komplexe_kohlenhydrate, come quelli presenti nei prodotti integrali o nei legumi, combinati con fonti proteiche vegetali (ad es. tofu, noci o yogurt di soia), garantiscono un rilascio lento e uniforme di energia durante la notte e prevengono allo stesso tempo heisshungerattacken il mattino successivo [s62]. Una piccola porzione di quinoa con verdure al vapore e tofu potrebbe rappresentare un pasto tardivo ricco di nutrienti. La quantità dovrebbe rimanere moderata e considerare il bisogno calorico individuale, per supportare in modo ottimale la gestione del peso nell'ambito della dieta metabolica.

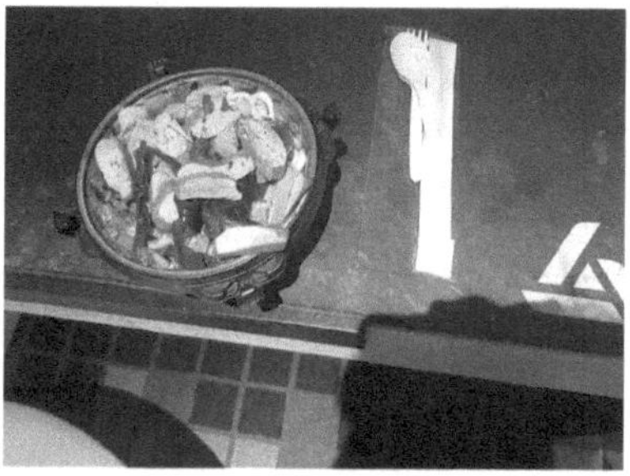

Tofu [i29]

Utile sapere

Bisogno calorico

Il bisogno calorico indica quante calorie il corpo necessita al giorno per mantenere tutte le funzioni. In una dieta metabolica, è importante conoscere il bisogno calorico individuale per fornire la giusta quantità di nutrienti e supportare la gestione del peso. Il bisogno calorico dipende da fattori come età, sesso, livello di attività e metabolismo.

Funzione cognitiva

Le funzioni cognitive comprendono abilità come pensare, apprendere, ricordare e risolvere problemi. Nel contesto di una dieta metabolica vegetariana e dei pasti tardivi, la funzione cognitiva gioca un ruolo, poiché un'assunzione regolare di cibo, incluso uno spuntino a tarda sera, può favorire chiarezza mentale e concentrazione.

Spuntini vegetariani a tarda notte

Distribuzione di spuntini serali leggeri.

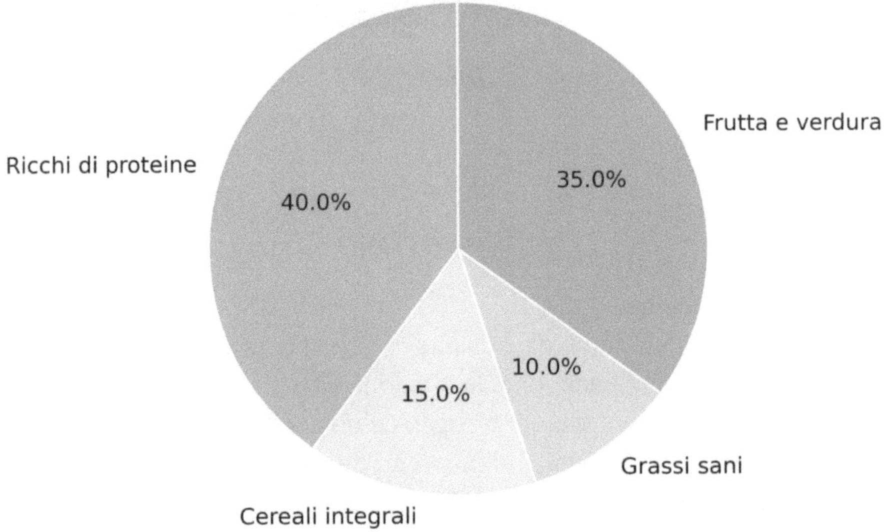

CEI: Cereali integrali (ad esempio, cracker integrali, popcorn scoppiati in aria)

GSA: Grassi sani (ad esempio, avocado, piccola porzione di semi)

FRV: Frutta e verdura (ad esempio, frutti di bosco, cetriolo, bastoncini di carota)

PRI: Spuntini ricchi di proteine (ad esempio, yogurt greco, ricotta, noci)

I dati suggeriscono che è raccomandato un approccio equilibrato agli spuntini a tarda notte. Una parte sostanziale è dedicata alle opzioni ricche di proteine, che possono promuovere la sazietà e supportare il mantenimento muscolare. Frutta e verdura forniscono nutrienti essenziali e fibre, mentre una percentuale minore di cereali integrali contribuisce con carboidrati complessi per un'energia sostenuta. Limitare i grassi aiuta a gestire l'apporto calorico complessivo.

Consigli concreti

- Trasforma i tuoi spuntini in piccole opere d'arte, disponendo frutta e verdura in modo creativo.
- Sfrutta lo spuntino per provare nuovi alimenti, come frutti esotici o verdure sconosciute.
- Prepara i tuoi spuntini la sera prima e porzionali in contenitori riutilizzabili.
- Conserva i tuoi spuntini in modo visibile nel frigorifero, per non cadere in tentazione di optare per alternative poco salutari.
- Scambia idee per spuntini sani con colleghi o amici e lasciati ispirare.
- Collega il tuo spuntino a un breve esercizio di consapevolezza, per gustare il momento in modo consapevole.
- Non mangiare il tuo spuntino alla scrivania, ma cerca un altro posto per dedicare la tua piena attenzione al cibo.
- Utilizza ingredienti di alta qualità per i tuoi spuntini e presta attenzione all'origine e alla qualità degli alimenti.
- Crea le tue ricette per spuntini e sperimenta con diversi sapori e consistenze.
- Integra nei tuoi spuntini alimenti che influenzano positivamente il tuo umore, come noci o cioccolato fondente.
- Rendi il tuo spuntino una piccola festa per i sensi, combinando diversi colori, aromi e consistenze.
- Rifletti dopo ogni spuntino su quanto ti abbia fatto bene e su cosa puoi migliorare la prossima volta.
- Premiati dopo una settimana di spuntini sani con un piccolo regalo che non abbia nulla a che fare con il cibo.

3. 3 Piano bevande

La scelta giusta delle bevande supporta in modo significativo la dieta metabolica vegetariana. Influisce sull'equilibrio acido-base, sulla funzione renale e sull'eliminazione dei prodotti metabolici. Allo stesso tempo, è importante evitare gli effetti indesiderati di alcune bevande, come un alto contenuto di zucchero o un consumo eccessivo di potassio. Oltre a un'adeguata assunzione di acqua, anche le tisane e le bevande speciali con proprietà termogeniche giocano un ruolo. La combinazione ottimale di queste bevande può attivare il metabolismo e aumentare l'efficacia della dieta. Scoprite di seguito quali bevande supportano al meglio la vostra dieta metabolica vegetariana e come integrarle efficacemente nel vostro piano alimentare.

Per una riuscita dieta vegetariana per il metabolismo, è fondamentale una scelta consapevole delle bevande che supporti l'equilibrio acido-base, stimoli il metabolismo e garantisca un'adeguata assunzione di liquidi.

Bevande stimolanti il metabolismo

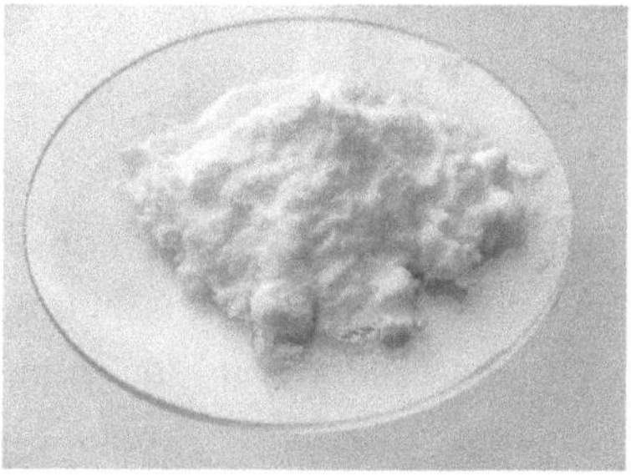

Bicarbonato [i30]

Le bevande stimolanti il metabolismo nell'ambito di una cura metabolica vegetariana mirano a supportare i processi naturali del corpo e, così facendo, aumentare l'efficacia della cura. Un aspetto importante è il bilancio acido-base. La scelta di determinate bevande può influenzare il pH delle urine, il che a sua volta può avere effetti sul metabolismo [s63]. Ad esempio, l'acqua ricca di bicarbonato può aumentare il pH urinario, simile a una terapia con citrato alcalino [s63]. Questo effetto è dovuto alla maggiore capacità tampone del corpo grazie al bicarbonato [s63]. Il bicarbonato disciolto nell'acqua agisce in modo alcalino e può neutralizzare gli acidi. Un bilancio acido-base equilibrato è associato a una funzione metabolica ottimale. Anche i succhi di frutta, in particolare i succhi di agrumi, possono spostare il pH urinario verso l'alcalino grazie al loro contenuto di citrato [s63]. I citrati, sali dell'acido citrico, vengono metabolizzati nel corpo e contribuiscono così a un'alcalinizzazione. Tuttavia, è necessario prestare attenzione ai succhi di frutta: l'elevato contenuto di zucchero ed energia può compromettere il successo di una cura metabolica. Inoltre, i succhi di frutta, specialmente quelli di agrumi, contengono molto potassio. Un consumo eccessivo di potassio può essere dannoso per la salute, soprattutto per le persone con problemi renali. Pertanto, il consumo di succhi di frutta dovrebbe essere limitato e adattato alle esigenze individuali [s63]. In alternativa, si possono considerare i brodi vegetali, che sono anch'essi ricchi di minerali e possono supportare il metabolismo grazie ai nutrienti contenuti. Per stimolare ulteriormente il metabolismo, si possono utilizzare bevande con proprietà termogeniche. L'acqua di zenzero, ad esempio, stimola la circolazione sanguigna e può attivare il metabolismo. Il tè verde contiene catechine, che possono anch'esse avere un effetto positivo sul metabolismo. È importante garantire un'adeguata assunzione di liquidi durante il giorno. Acqua, tè non zuccherati e acqua infusa con cetriolo, limone o menta sono ideali per dissetarsi e supportano al contempo i processi metabolici. Una scelta consapevole delle bevande contribuisce così a una cura metabolica vegetariana di successo. Combinando acqua ricca di bicarbonato con una quantità moderata di succhi di frutta e altre bevande stimolanti il metabolismo, è possibile influenzare positivamente il bilancio acido-base e supportare in modo ottimale i processi corporei. Una consulenza individuale da parte di un nutrizionista o di un medico può aiutare a scegliere le bevande più adatte per la situazione specifica.

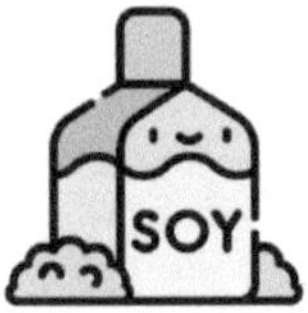

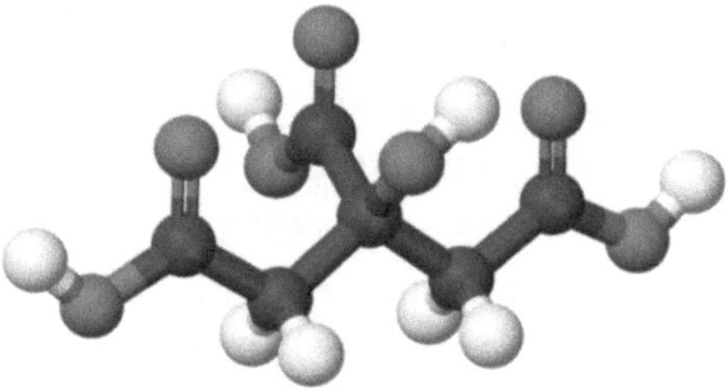

Citrato [i31]

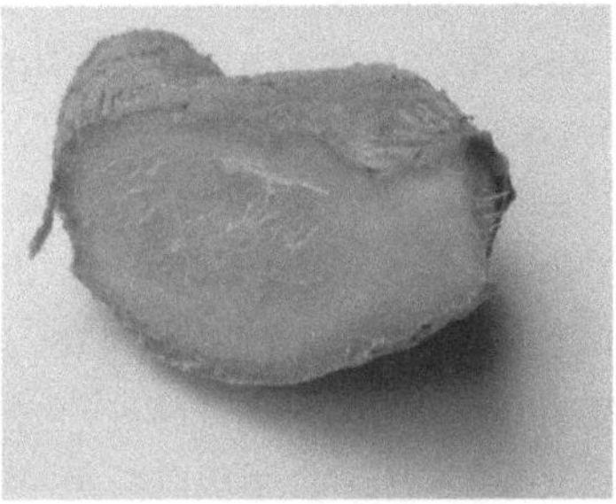

Zenzero [i32]

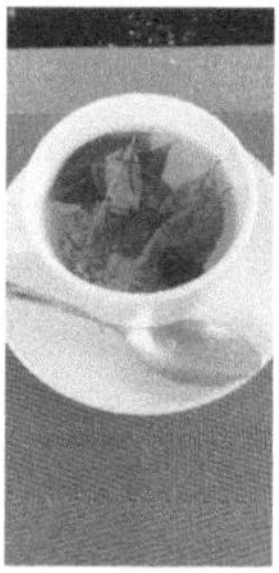

Acqua aromatizzata [i33]

Bevande che stimolano il metabolismo (dieta vegetariana)

Confronto di efficacia

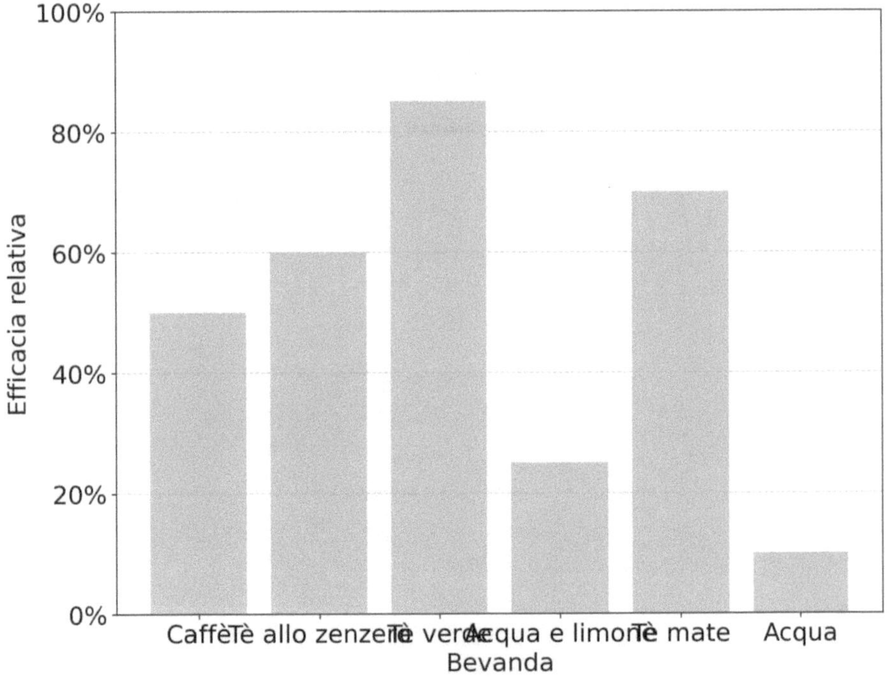

CA: Caffè	GN: Tè allo zenzero
GT: Tè verde	LW: Acqua e limone
MT: Tè mate	WA: Acqua

Il tè verde mostra il più alto potenziale per stimolare il metabolismo, seguito dal tè mate e dallo zenzero. Mentre anche il caffè fornisce una spinta, il suo effetto appare meno pronunciato rispetto al tè verde in questo contesto. L'acqua è essenziale per la salute generale e supporta indirettamente i processi metabolici, ma non fornisce un effetto stimolante diretto come le altre bevande.

Tisane alle erbe

Le tisane alle erbe offrono un ulteriore modo per supportare e influenzare il metabolismo nell'ambito di una cura vegetariana. Diverse erbe possiedono proprietà specifiche che possono avere effetti positivi sulla digestione e sul metabolismo [s64]. Alcune erbe, ad esempio, possono regolare il metabolismo dei lipidi e dei carboidrati, il che può essere particolarmente vantaggioso durante una cura metabolica [s64]. Il tè alla menta piperita, oltre al suo effetto digestivo, può supportare lo sviluppo dei follicoli nell'ovaio grazie al suo effetto antiandrogeno [s64]. Il tè di liquirizia, d'altra parte, possiede sia proprietà antiandrogene che estrogeniche, che possono essere utili in caso di squilibri ormonali [s64]. Tuttavia, il tè di liquirizia dovrebbe essere consumato con cautela e solo dopo aver consultato un medico o un farmacista a causa di possibili effetti collaterali [s64]. Oltre a questi effetti specifici, le tisane alle erbe possono anche contribuire ad aumentare l'assunzione di liquidi e fornire al corpo sostanze vegetali preziose. Per un effetto ottimale, è consigliabile variare le tisane durante il giorno. Si può gustare al mattino un energizzante tè zenzero-limone, a pranzo un calmante tè alla menta piperita e alla sera una rilassante camomilla. Quando si scelgono le tisane, è importante considerare le esigenze individuali e eventuali intolleranze. Una miscela di diverse erbe, come finocchio, anice e cumino, può favorire la digestione e ridurre i gonfiori. Anche le tisane di rooibos e di frutta, che tecnicamente non sono tisane alle erbe, offrono un'alternativa gustosa e a basso contenuto calorico rispetto alle bevande zuccherate. È meglio bere le tisane senza zucchero per ottenere il massimo beneficio per la salute. Se si preferisce una dolcezza, si possono utilizzare dolcificanti naturali come la stevia o il miele. Integrando le tisane nella dieta quotidiana, si può rendere la cura metabolica vegetariana varia e supportare delicatamente l'organismo. Oltre alle tisane già menzionate, esistono molte altre varietà che possono essere utili nell'ambito di una cura metabolica. Ad esempio, il tè di ortica ha un effetto diuretico e può supportare il corpo nella disintossicazione. Anche il tè di dente di leone possiede proprietà diuretiche e favorisce l'eliminazione dei prodotti metabolici. Il tè mate, invece, ha un effetto stimolante e può attivare il metabolismo. Per ottenere il massimo effetto, le tisane dovrebbero essere preparate fresche e lasciate in infusione per un periodo prolungato, idealmente 5-10 minuti. In questo modo, i preziosi principi attivi possono svilupparsi al meglio. Il tempo di infusione può variare a seconda del tipo di erba. Quando si preparano le tisane, è consigliabile utilizzare prodotti di alta qualità provenienti da agricoltura biologica controllata, per evitare possibili residui di pesticidi. Una selezione varia di tisane alle erbe può così contribuire in modo significativo a una cura metabolica vegetariana di successo.

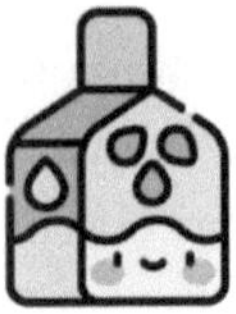

Utile sapere

Antiandrogeno

Le sostanze antiandrogene inibiscono l'azione degli ormoni sessuali maschili (androgeni). Nel contesto di una cura metabolica vegetariana, alcune tisane con proprietà antiandrogene possono contribuire a riequilibrare gli squilibri ormonali che possono influenzare il metabolismo.

Estrogeno

Le sostanze estrogeniche imitano l'azione dell'ormone sessuale femminile estrogeno. In una cura metabolica vegetariana, possono aiutare a regolare le fluttuazioni ormonali che possono influenzare il metabolismo. È importante coordinare l'assunzione di sostanze estrogeniche con un medico.

Metabolismo dei lipidi

Il metabolismo dei lipidi gioca un ruolo importante nella cura metabolica vegetariana, poiché influisce sulla lavorazione e sull'uso dei grassi. Scegliendo i giusti grassi e oli vegetali, è possibile influenzare positivamente il metabolismo dei lipidi e supportare la perdita di peso.

Pesticida

I pesticidi sono sostanze chimiche utilizzate in agricoltura per proteggere le piante dai parassiti. Nell'ambito di una cura metabolica vegetariana, è consigliabile optare per prodotti biologici per minimizzare l'assunzione di pesticidi e disintossicare il corpo.

Contenuto di principi attivi delle tisane

Contenuto di principi attivi per tazza

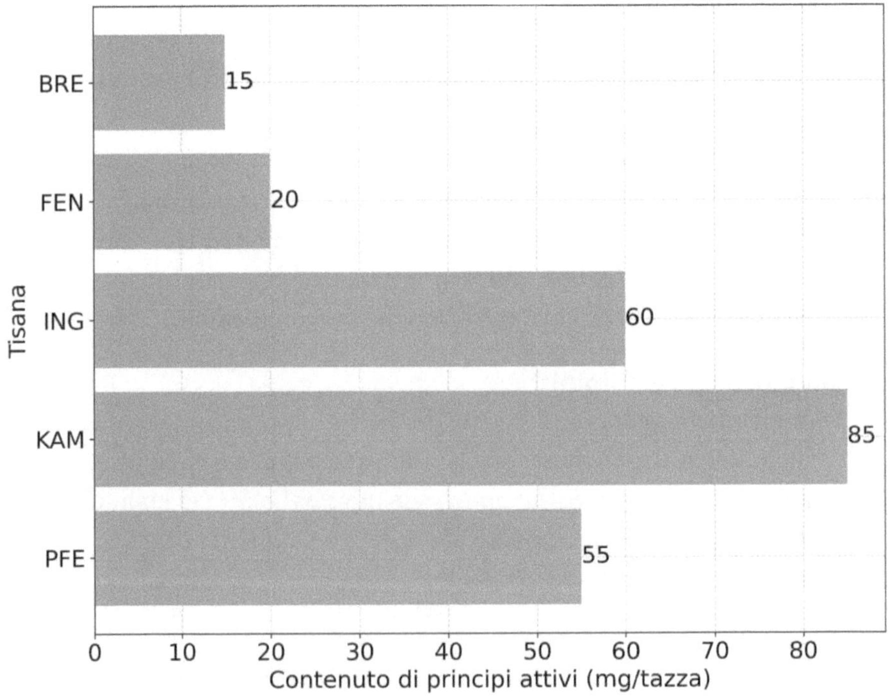

BRE: Brennnessel

FEN: Finocchio

ING: Zenzero

KAM: Camomilla

PFE: Menta

La tisana al finocchio ha la più alta percentuale di principi attivi benefici per il metabolismo, seguita da zenzero e ortica. Camomilla e menta hanno quantità relativamente basse di principi attivi rilevanti per questo scopo.

Apporto di acqua

Un'adeguata assunzione di liquidi è essenziale per un metabolismo funzionante. L'acqua trasporta nutrienti, rimuove i prodotti di scarto e regola la temperatura corporea. Durante una dieta metabolica vegetariana, l'assunzione di liquidi è particolarmente rilevante, poiché supporta i processi di disintossicazione e promuove la funzione renale [s65]. Una quantità sufficiente di liquidi aiuta a espellere efficacemente i prodotti finali del metabolismo e previene un sovraccarico dei reni. Un consumo giornaliero aggiuntivo di soli 200 ml di acqua può ridurre il rischio di calcoli renali, che possono verificarsi in caso di alterazioni metaboliche, già del 13% [s65]. La quantità ottimale di liquidi dipende da fattori individuali come il livello di attività e la temperatura ambientale. Un buon indicatore di un'adeguata idratazione è il colore dell'urina: un giallo chiaro indica un'adeguata assunzione di liquidi, mentre un'urina giallo scuro può essere un segno di disidratazione. Oltre all'acqua, sono adatti tè alle erbe e tè alla frutta non zuccherati. Le bevande gassate e zuccherate dovrebbero essere evitate, poiché, a differenza del caffè, possono aumentare il rischio di calcoli renali [s65]. Per garantire l'assunzione di liquidi durante la giornata, può essere utile, ad esempio, avere una bottiglia d'acqua sul posto di lavoro o impostare un promemoria per bere sul cellulare. Una dieta vegetariana ricca di frutta e verdura fornisce ulteriore liquido e contribuisce anche alla salute renale [s65]. Combinando diverse fonti di liquidi, è possibile soddisfare al meglio il fabbisogno e supportare efficacemente la dieta metabolica.

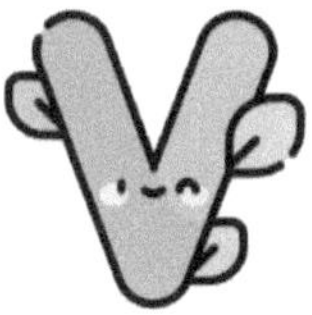

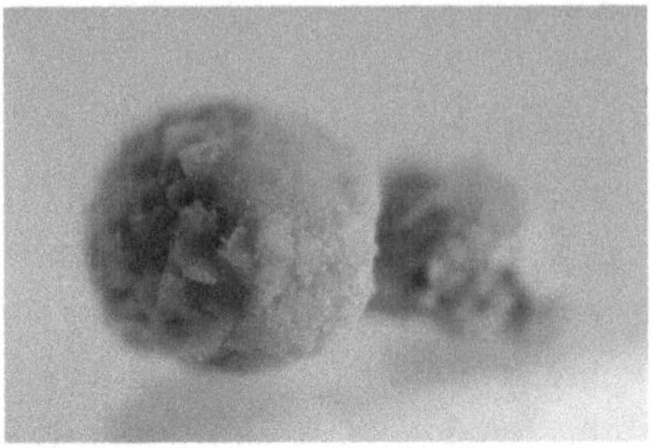

calcoli renali [i34]

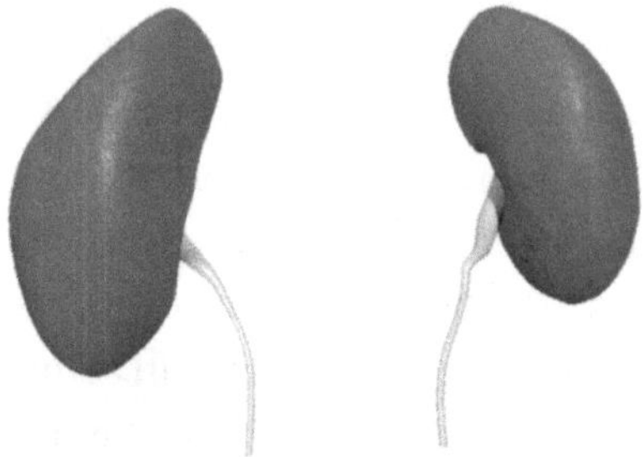

rene [i35]

Utile sapere

Calcoli renali

I calcoli renali possono formarsi in caso di alterazioni metaboliche dovute a un'insufficiente assunzione di liquidi. Una dieta metabolica vegetariana con un'adeguata assunzione di acqua può ridurre il rischio di calcoli renali.

Idratazione

Un'adeguata idratazione è importante per il trasporto dei nutrienti, l'espulsione dei prodotti metabolici e la regolazione della temperatura corporea. Soprattutto durante una dieta metabolica vegetariana, supporta la disintossicazione e la funzione renale.

Idratazione durante il giorno

Schema ideale di assunzione di acqua per una dieta metabolica vegetariana.

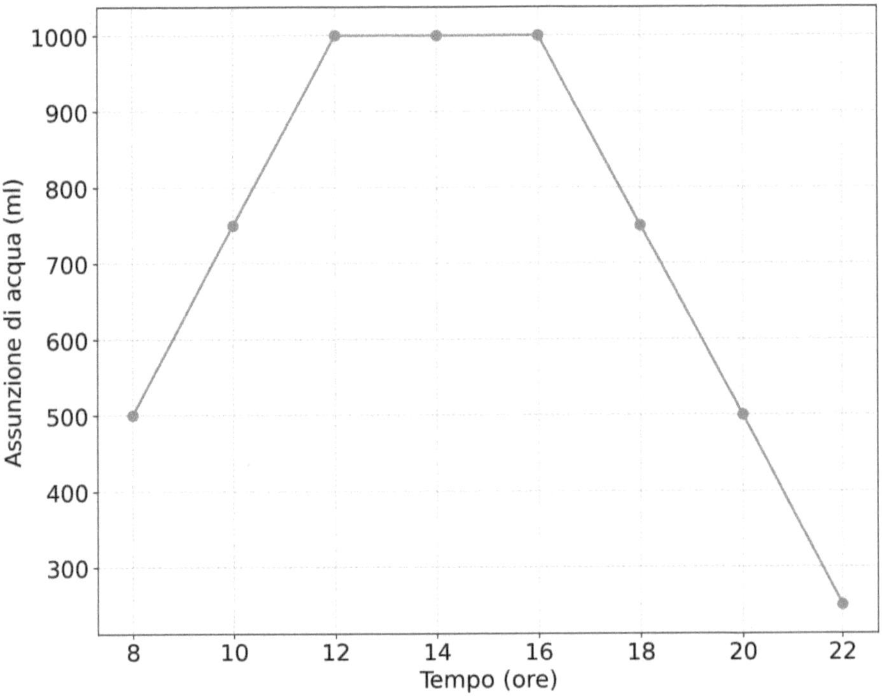

Questo grafico illustra un'assunzione costante di acqua durante il giorno, benefica per mantenere un'idratazione ottimale con una dieta metabolica vegetariana. L'aumento graduale al mattino supporta le funzioni corporee dopo il sonno. L'assunzione sostenuta previene la disidratazione durante i periodi di massima attività. La leggera diminuzione la sera anticipa la riduzione dell'attività durante il sonno.

Consigli concreti

- Crea il tuo concetto di bevande personalizzato, che tenga conto al meglio dei tuoi gusti e delle tue esigenze durante la cura.
- Sperimenta con diverse varietà di tè alle erbe e alla frutta e trova i tuoi preferiti per diverse ore del giorno.
- Prepara al mattino una grande caraffa d'acqua con frutta fresca, erbe o spezie e gustala durante la giornata.
- Sostituisci le bevande zuccherate con brodi vegetali fatti in casa, arricchiti con erbe fresche e spezie.
- Congela tè alle erbe o alla frutta in stampi per ghiaccio e usali per dare una nota rinfrescante alle tue bevande.
- Investi in una bella teiera e goditi il rituale della preparazione del tè.
- Bevi il tuo tè consapevolmente e lentamente, per apprezzare appieno i sapori e gli effetti benefici.
- Prepara diverse varietà di tè in piccoli bicchieri e organizza una degustazione di tè con amici o familiari.
- Visita un negozio di tè e lasciati ispirare dalla varietà di sapori e varietà.
- Crea la tua miscela di tè con diverse erbe e spezie.
- Coltiva il tuo piccolo orto di erbe e utilizza le erbe fresche per le tue bevande.
- Documenta il tuo concetto di bevande in un diario e annota le tue ricette e esperienze preferite.

Revisione - 3. Piano alimentare

Un piano alimentare individuale è la chiave per il successo di una dieta vegetariana per il metabolismo. Non si tratta solo di *cosa* mangiate, ma anche di *quando* e *quanto*. Iniziate la vostra giornata con una colazione ricca di proteine e grassi, che contenga carboidrati complessi in quantità moderate. Pensate a fiocchi d'avena con noci, frutti di bosco e yogurt di soia, o pane integrale con avocado e germogli. Una colazione del genere vi fornisce energia a lungo termine e previene le voglie. Sperimentate con diverse ricette e scoprite quali combinazioni vi piacciono di più e vi danno una buona sensazione di sazietà. Integrate qui le vostre preferenze personali e le vostre abitudini, per poter mantenere la dieta a lungo termine. Una colazione più calorica combinata con il digiuno notturno può stimolare ulteriormente il vostro metabolismo.

Per il pranzo, è consigliabile una combinazione di legumi, prodotti integrali e molta verdura. Un'insalata di lenticchie con quinoa e verdure colorate o un'insalata di pasta integrale con ceci e verdure grigliate sono esempi ideali. Fate attenzione anche qui a un'adeguata assunzione di proteine, che può essere integrata con tofu, tempeh o noci. Se mangiate in mensa, scegliete piatti il più possibile integrali e completateli con un'insalata o una porzione extra di verdure. Siate creativi e provate nuove ricette per portare varietà nel vostro piano alimentare e affrontare eventuali sfide come la mancanza di tempo o le opzioni limitate.

La sera, dovreste scegliere un pasto più leggero per alleggerire il vostro apparato digerente e favorire il recupero notturno. Concentratevi su alimenti ricchi di proteine come tofu, tempeh o lenticchie, combinati con verdure ricche di fibre come broccoli, spinaci o cavolfiori. Una piccola porzione di quinoa con verdure al vapore e tofu o un grande insalata con tofu saltato e diverse varietà di verdure sono opzioni adatte. Assicuratevi di consumare la vostra cena almeno tre ore prima di andare a letto, per garantire un sonno ristoratore. Anche se il pasto serale è più leggero, deve comunque contenere tutti i nutrienti essenziali.

Gli spuntini giocano un ruolo importante per mantenere costante il livello di zucchero nel sangue e prevenire le voglie. Optate per snack nutrienti come frutta con yogurt, noci o bastoncini di verdura con hummus. Fate attenzione a porzioni moderate e integrate le calorie degli snack nel vostro fabbisogno giornaliero. Bevande che stimolano il metabolismo come acqua di zenzero, tè verde o acqua aromatizzata supportano ulteriormente la vostra dieta. Assicuratevi di bere a sufficienza durante il giorno. Tisane come tè alla menta, liquirizia o ortica possono avere effetti positivi sul vostro metabolismo. Tuttavia, fate attenzione a possibili interazioni e consultate un medico o un farmacista se necessario.

L'attuazione di un piano alimentare nell'ambito di una dieta vegetariana per il metabolismo richiede pianificazione, disciplina e adattabilità. Siate pazienti con voi stessi se le cose non vanno sempre perfettamente. Ascoltate il vostro corpo, osservate come reagisce a diversi alimenti e adattate di conseguenza il vostro piano alimentare. Con la giusta strategia e un atteggiamento positivo, raggiungerete i vostri obiettivi e beneficerete dei vantaggi di una dieta vegetariana sana.

4. Ottimizzazione del metabolismo

Vi siete mai chiesti perché alcune persone sembrano mantenere il loro peso senza sforzo, mentre altre devono lottare nonostante una dieta simile? Il metabolismo segue un complesso intreccio di ritmi biologici e influenze esterne, che possiamo controllare in modo mirato. La natura ci offre strumenti straordinari che possono stimolare il metabolismo in modo delicato. Con le giuste conoscenze, è possibile ottimizzare sistematicamente questo motore naturale del corpo - senza interventi artificiali o divieti severi. Scoprite come rendere il vostro metabolismo il vostro alleato più forte.

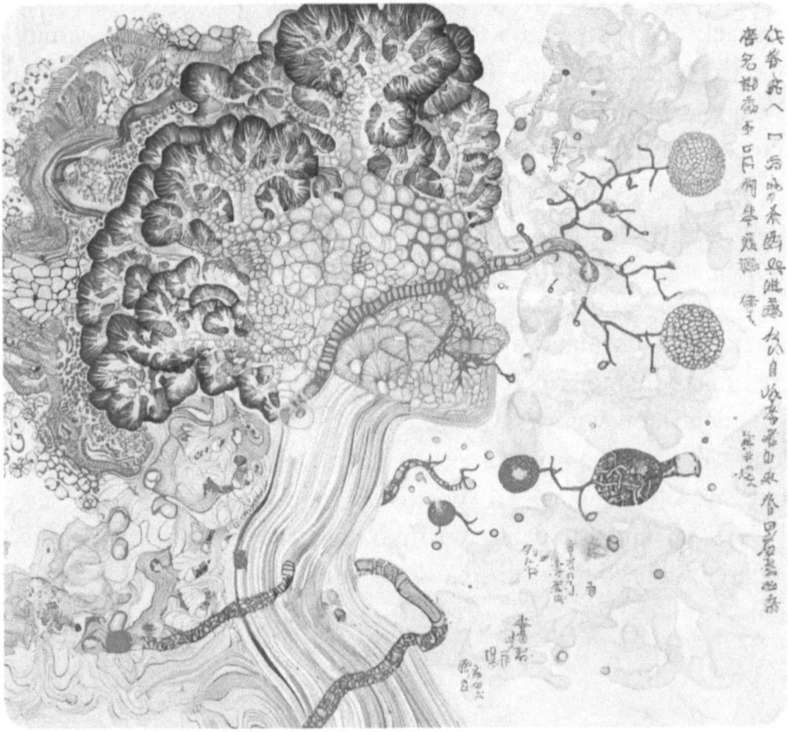

4. 1 Acceleratori naturali

Acceleratori naturali del metabolismo offrono un grande potenziale per una combustione dei grassi ottimizzata e una regolazione del peso. Tuttavia, l'uso di spezie e piante medicinali richiede attenzione, poiché alcuni ingredienti possono avere effetti indesiderati sulla salute. Trovare il giusto equilibrio tra stimolazione del metabolismo e sicurezza per la salute è fondamentale per il successo di una cura metabolica vegetariana. Alimenti termogenici aumentano il consumo energetico e possono così influenzare positivamente il metabolismo. Il meccanismo d'azione di questi alimenti è complesso e va dall'attivazione del tessuto adiposo bruno all'aumento della capacità ossidativa dei muscoli. Scoprite di seguito come integrare in modo efficace e sicuro acceleratori naturali nella vostra cura metabolica vegetariana.

Un uso moderato di spezie e piante medicinali è importante, poiché alcuni ingredienti, nonostante la potenziale stimolazione del metabolismo, possono avere anche effetti negativi sulla salute. Una dieta varia e a base vegetale minimizza questi rischi e fornisce al contempo una vasta gamma di nutrienti.

Spezie

Le spezie conferiscono aroma e sapore ai piatti e possono svolgere un ruolo importante nella cucina vegetariana per piatti variati. Oltre agli aspetti gustativi, alcune spezie influenzano anche il metabolismo. Il peperoncino, ad esempio, contiene capsaicina, che stimola la termogenesi, la produzione di calore del corpo, aumentando temporaneamente il consumo energetico. Anche lo zenzero può influenzare il metabolismo e promuovere l'attività gastrointestinale. La curcuma contiene curcumina, a cui sono attribuite proprietà antinfiammatorie e antiossidanti. Tuttavia, le spezie dovrebbero essere utilizzate con cautela. Infatti, alcuni componenti delle spezie possono, secondo la ricerca attuale, avere effetti indesiderati sulla salute. Alcune erbe e spezie contengono alchenilbenzeni (AB), che hanno mostrato attività cancerogena in esperimenti su animali. Tra i composti AB ci sono, tra l'altro, safrolo, estragolo e metil-eugenolo. Il safrolo, presente in diverse spezie, è stato associato a tumori epatici in esperimenti su animali. Lo stesso vale per l'estragolo e il metil-eugenolo, che hanno mostrato anche proprietà cancerogene in esperimenti su animali. Anche α- e β-asaron, componenti di alcuni oli essenziali, hanno mostrato attività cancerogena in studi su ratti. Questi risultati sottolineano che è consigliabile un uso moderato delle spezie, anche se la trasferibilità dei risultati da esperimenti su animali all'uomo non è sempre chiara. Oltre ai composti AB, ci sono altre sostanze potenzialmente problematiche in alcune piante. L'acido aristolochico I, presente nella famiglia Aristolochiaceae, è classificato come cancerogeno per l'uomo a causa delle sue proprietà genotossiche. La cicadina proveniente dalle noci di cicadee e il ptaquiloside dall'adiantum sono stati anch'essi associati alla formazione di tumori in esperimenti su animali. Anche il furan, che può formarsi durante la lavorazione degli alimenti, e l'additivo alimentare benzofenone hanno mostrato attività cancerogena in esperimenti su animali. Questi esempi evidenziano l'importanza di un uso consapevole delle spezie e di una dieta varia per minimizzare i potenziali rischi.

Una dieta vegetariana equilibrata, ricca di verdure, frutta, legumi e cereali integrali, offre una vasta gamma di nutrienti e può contribuire a ridurre la necessità di spezie fortemente aromatiche. Whiting, S., Derbyshire, E., & Tiwari, B. K. (2012). Capsaicinoidi e capsinoidi. Un potenziale ruolo per la gestione del peso? Una revisione sistematica delle evidenze. *Appetite*, *59*(2), 341–348. Ernst, E., & Pittler, M. H. (2000). Efficacia dello Zingiber officinale (zenzero) per nausea e vomito: una revisione sistematica di studi clinici randomizzati. *British Journal of Anaesthesia*, *84*(3), 367–371. Smith, R. L., & Williams, G. M. (2014). *Tossicologia e valutazione del rischio dei prodotti chimici negli alimenti*. John Wiley & Sons.

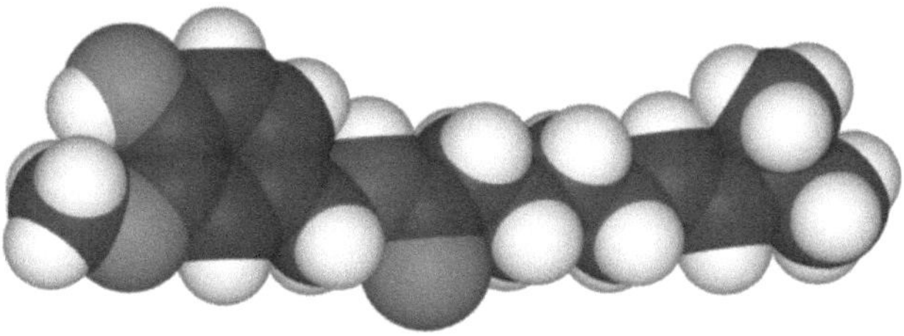

Capsaicina [i36]

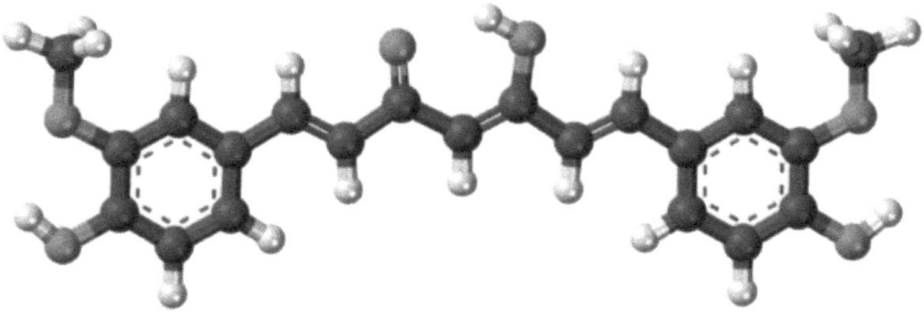

Curcumina [i37]

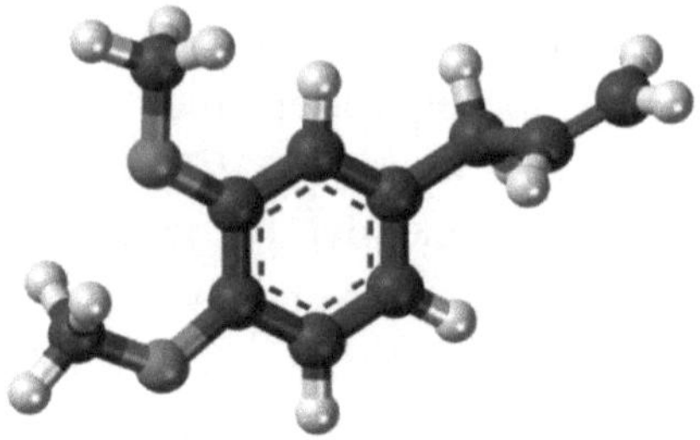

Metileugenolo [i38]

Utile sapere

Alchenilbenzeni

Gli alchenilbenzeni (AB) sono un gruppo di composti chimici presenti in alcune spezie e erbe. Alcuni AB, come il safrolo, l'estragolo e il metil-eugenolo, sono stati associati a rischi per la salute in esperimenti su animali. In una dieta vegetariana, è consigliabile un uso moderato delle spezie contenenti AB.

Capsaicina

La capsaicina è la sostanza piccante presente nei peperoncini. Può stimolare il metabolismo e favorire la combustione dei grassi, il che può essere utile in una dieta vegetariana. Tuttavia, si noti che un consumo eccessivo può causare disturbi gastrointestinali.

Metil-eugenolo

Il metil-eugenolo è un alchenilbenzeno presente in alcune spezie. Sono emerse preoccupazioni per la salute in esperimenti su animali. Durante una dieta vegetariana, si dovrebbe limitare il consumo di spezie contenenti metil-eugenolo.

Termogenesi

La termogenesi è la produzione di calore nel corpo, che deriva dall'attività metabolica. Zenzero, peperoncino e altre spezie possono stimolare la termogenesi e influenzare positivamente il metabolismo e la combustione dei grassi. In una dieta vegetariana, l'uso mirato di tali spezie può accelerare il metabolismo.

Aumento del metabolismo grazie alle spezie

Effetto termico delle spezie

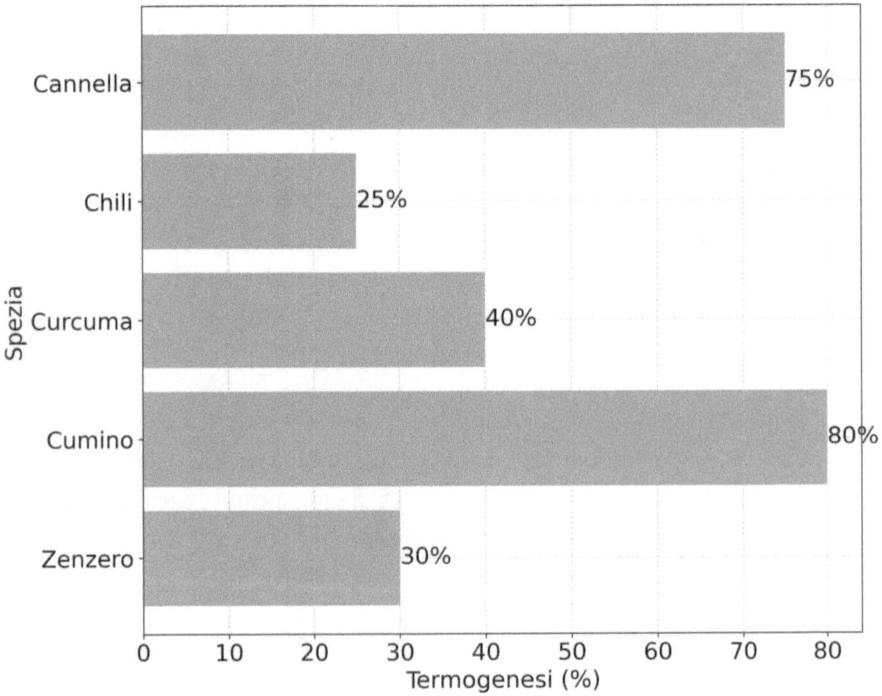

CAN: Cannella
CHI: Chili
CUM: Cumino
CUR: Curcuma
ZEN: Zenzero

Il peperoncino e lo zenzero mostrano il più alto effetto termogenico e possono stimolare significativamente il metabolismo. La curcuma, la cannella e il cumino contribuiscono anche, sebbene in misura minore, all'aumento del metabolismo.

Piante medicinali

Le piante medicinali offrono, oltre alle spezie già menzionate, un ulteriore modo per influenzare positivamente la salute e il metabolismo. I fitochemici, sostanze bioattive nelle piante, agiscono in vari modi nel corpo. Si trovano in frutta, verdura, olio d'oliva, legumi e bevande come tè e caffè. [s66] Tre importanti gruppi di fitochemici sono i flavonoidi, i carotenoidi e gli alcaloidi. I flavonoidi, noti per le loro proprietà antiossidanti, possono promuovere la salute del cuore e avere effetti anticancro. [s67] Proteggono le cellule dai danni causati dai radicali liberi e contribuiscono così alla prevenzione delle malattie croniche. I carotenoidi, come il beta-carotene nelle carote, offrono anche protezione contro vari tipi di cancro e supportano la salute degli occhi e della pelle. [s67] Una dieta ricca di alimenti vegetali ricchi di antiossidanti è associata a una minore mortalità per malattie cardiovascolari. [s67] Ciò significa che il consumo regolare di, ad esempio, bacche ricche di flavonoidi o verdure a foglia verde contenenti carotenoidi può contribuire in modo significativo alla salute. Gli alcaloidi, tra cui la caffeina, possono anche avere effetti positivi. Un alcaloide di un particolare frutto può, ad esempio, ridurre comportamenti simili all'ansia e alla depressione nei roditori e proteggere i neuroni nell'ippocampo, la regione del cervello responsabile dell'apprendimento e della memoria. [s66] Inoltre, gli estratti di alcune piante medicinali possono regolare il microbioma e rafforzare la barriera intestinale, essenziale per una digestione sana e l'assorbimento dei nutrienti. [s66] Questi effetti positivi sulla salute intestinale possono indirettamente influenzare anche il metabolismo, poiché un microbioma intestinale sano ottimizza l'assorbimento e l'utilizzo dei nutrienti. I flavanoli, un sottogruppo dei flavonoidi, possono migliorare la salute vascolare abbassando la pressione sanguigna e promuovendo la funzione endoteliale. [s66] Paragonabili a un motore ben oliato, i vasi

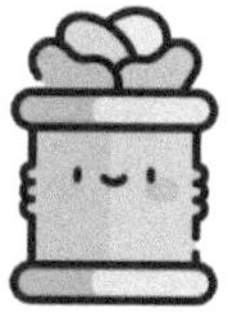

sanguigni sani contribuiscono a un funzionamento fluido del corpo e supportano così anche le funzioni metaboliche. Inoltre, alcune piante mostrano potenziali vantaggi nel diabete e nelle complicazioni microvascolari, riducendo i livelli di zucchero nel sangue, lo stress ossidativo e le infiammazioni. [s66] Un livello di zucchero nel sangue equilibrato è importante non solo per i diabetici, ma per chiunque desideri supportare al meglio il proprio metabolismo. Le piante medicinali possono quindi essere integrate in vari modi in una dieta vegetariana per il metabolismo, sia come tè, come ingrediente in frullati o come spezia in vari piatti.

Utile sapere

Barriera intestinale
Lo strato protettivo nell'intestino che impedisce l'ingresso di sostanze nocive nel corpo e può essere rinforzato da estratti di piante medicinali, migliorando l'assorbimento dei nutrienti in una dieta vegetariana per il metabolismo.

Flavanoli
Un sottogruppo dei flavonoidi che può migliorare la salute vascolare e quindi influenzare positivamente il metabolismo, vantaggioso in una dieta vegetariana per il metabolismo.

Sostanze bioattive
Composti specifici negli alimenti che hanno effetti positivi sul corpo oltre al puro valore nutrizionale e possono influenzare miratamente il metabolismo in una dieta vegetariana per il metabolismo.

Stimolanti del metabolismo a base di erbe (vegetariani)

Efficacia e concentrazione di stimolanti del metabolismo a base di erbe in una dieta vegetariana.

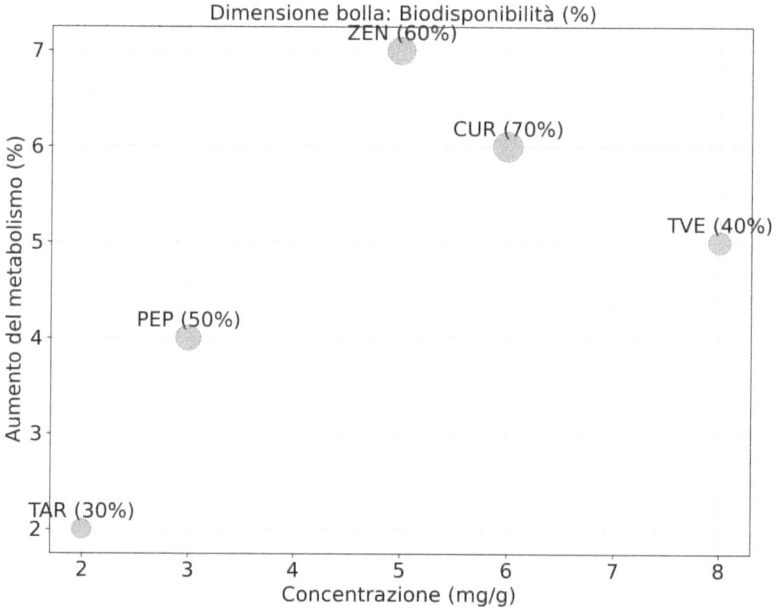

Blasengröße: Biodisponibilità (%)

CUR: Curcuma

PEP: Peperoncino

TAR: Tarassaco

TVE: Tè verde

ZEN: Zenzero

Lo zenzero dimostra un forte effetto nonostante la concentrazione moderata, suggerendo un'elevata biodisponibilità. Il tè verde, sebbene altamente concentrato, mostra un effetto più lieve, indicando potenzialmente un assorbimento inferiore o un'azione più delicata. Il tarassaco, con una bassa concentrazione ed effetto, potrebbe essere più adatto come stimolante supplementare. Il peperoncino, nonostante la bassa concentrazione, mostra un effetto evidente, probabilmente dovuto alle sue proprietà termogeniche. Questa visualizzazione suggerisce che la concentrazione da sola non determina l'efficacia e altri fattori come la biodisponibilità e le risposte individuali svolgono un ruolo cruciale.

Alimenti termogenici

Gli alimenti termogenici stimolano la produzione di calore nel corpo e aumentano così il consumo energetico. Questo effetto, noto come termogenesi, contribuisce a bruciare più calorie, anche durante le fasi di riposo. [s68] La termogenesi è influenzata da vari fattori, tra cui la composizione della dieta. Una dieta con una maggiore percentuale di alimenti termogenici può aumentare il consumo energetico a riposo (REE). [s69] Ciò significa che il corpo brucia più energia anche in stato di riposo. Gli alimenti termogenici agiscono in modi diversi. Alcuni attivano il tessuto adiposo bruno, un tipo speciale di tessuto adiposo che produce calore. Altri aumentano la capacità ossidativa dei muscoli, favorendo la combustione dei grassi durante l'attività fisica. [s68] Estratti vegetali, ricchi di bioaktiven_substanzen, giocano un ruolo particolare in questo contesto. Attivano vie di segnalazione che stimolano la biogenesi mitocondriale e l'attività termogenica. [s68] I mitocondri sono le centrali energetiche delle cellule e un'attività mitocondriale aumentata porta a un maggiore consumo energetico. Gli effetti positivi della termogenesi non si limitano solo alla riduzione del peso. Possono anche contribuire a alleviare disturbi metabolici e migliorare la stoffwechselgesundheit generale. [s68] Chi desidera stimolare il proprio metabolismo in modo naturale può farlo attraverso la selezione mirata di alimenti. Un aumento del consumo di cibi con effetto termogenico può aumentare il consumo energetico e stimolare la combustione dei grassi. La ricerca futura si concentrerà su come queste scoperte possano essere tradotte in raccomandazioni dietetiche concrete per prevenire e contrastare efficacemente le malattie metaboliche. [s68] Un piano alimentare ricco di alimenti termogenici può quindi essere una componente preziosa di una dieta metabolica vegetariana.

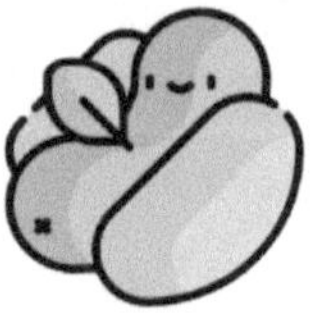

Disturbi metabolici

I disturbi metabolici sono malattie che influenzano il metabolismo del corpo, come la resistenza all'insulina o il diabete. Una dieta metabolica vegetariana può contribuire a migliorare i disturbi metabolici regolando il metabolismo e ottimizzando l'assorbimento dei nutrienti.

Biogenesi mitocondriale

La biogenesi mitocondriale è il processo di formazione di nuovi mitocondri, le centrali energetiche delle cellule. Una dieta metabolica vegetariana focalizzata su determinati nutrienti può promuovere la biogenesi mitocondriale, portando a una maggiore produzione di energia e a un metabolismo accelerato.

Capacità ossidativa

La capacità ossidativa dei muscoli descrive la loro abilità di bruciare grassi attraverso l'ossidazione. Una dieta metabolica vegetariana con un focus su alimenti termogenici e attività fisica può migliorare la capacità ossidativa dei muscoli, aumentando così la combustione dei grassi durante l'allenamento.

Estratti vegetali

Gli estratti vegetali, ottenuti da diverse parti delle piante, possono contenere sostanze bioattive che influenzano il metabolismo. Nell'ambito di una dieta metabolica vegetariana, estratti di tè verde, zenzero o peperoncino possono stimolare il metabolismo e supportare la combustione dei grassi.

Effetto Termico di Alimenti Vegetariani Comuni

Termogenesi di alimenti selezionati (scala relativa)

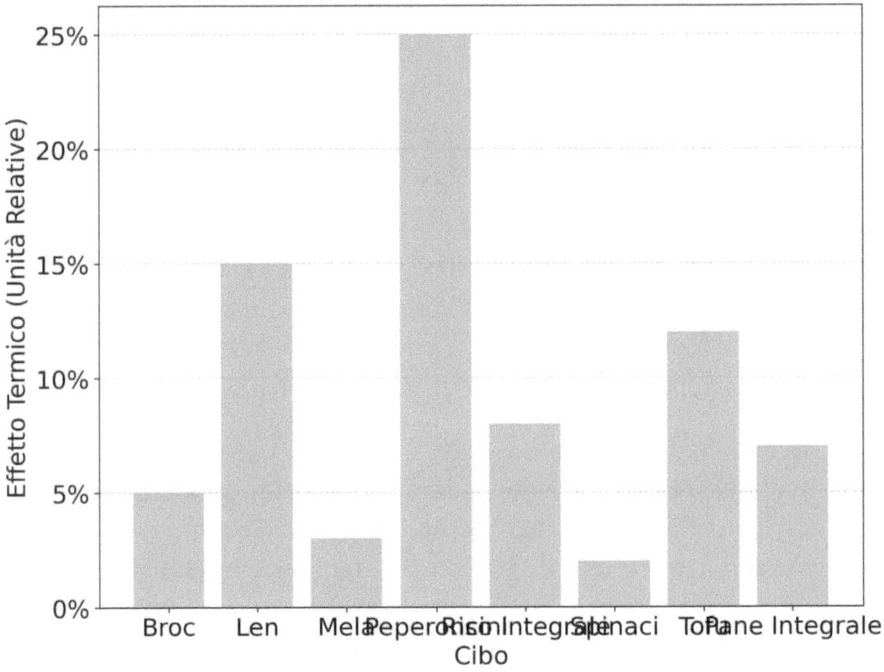

Broc: Broccoli

Len: Lenticchie

Mela: Mela

Pane Integrale: Pane Integrale

Peperoncini: Peperoncini

Riso Integrale: Riso Integrale

Spinaci: Spinaci

Tofu: Tofu

I peperoncini mostrano l'effetto termico più elevato tra gli alimenti elencati, probabilmente a causa della capsaicina. Anche gli alimenti ricchi di proteine come lenticchie e tofu mostrano un notevole effetto termico, mentre i carboidrati come il riso integrale e il pane integrale hanno un impatto moderato. Frutta e verdura generalmente mostrano un effetto termico inferiore.

Consigli concreti

- Aumenta la tua attività metabolica aggiungendo ogni giorno un pizzico di pepe di Cayenna ai tuoi pasti.
- Bevi al mattino un bicchiere di acqua tiepida con zenzero grattugiato fresco e una spruzzata di succo di limone per attivare delicatamente il tuo metabolismo.
- Arricchisci i tuoi frullati con curcuma e pepe nero per aumentare la biodisponibilità della curcumina e beneficiare delle sue proprietà antinfiammatorie.
- Rendi le tue insalate più gustose con erbe fresche tritate come prezzemolo, coriandolo o menta per favorire la digestione e stimolare il metabolismo.
- Sperimenta con miscele di spezie a base di cannella, cardamomo e chiodi di garofano per dare un tocco esotico ai tuoi piatti e supportare il metabolismo.
- Prepara un tè alle erbe con rosmarino e timo per stimolare la combustione dei grassi e favorire la chiarezza mentale.
- Aggiungi alcune gocce di estratto di semi di pompelmo alla tua acqua per supportare la flora intestinale e ottimizzare il metabolismo.
- Integra l'ortica nella tua dieta preparandola come tè, zuppa o spinaci per stimolare il metabolismo e favorire la disintossicazione.
- Usa la radice di tarassaco come sostituto del caffè per disintossicare il fegato e supportare il metabolismo.
- Bevi ogni giorno un tè mate per aumentare la tua energia e stimolare il metabolismo.
- Goditi dopo i pasti una tazza di tè verde con un pezzo di cioccolato fondente (almeno 70% di cacao) per favorire la combustione dei grassi e potenziare l'azione antiossidante.

4. 2 Ritmo circadiano

Il tuo metabolismo è strettamente legato al tuo ritmo quotidiano. Orari irregolari di sonno e di alimentazione disturbano questo ritmo e possono portare a problemi metabolici, a una qualità del sonno ridotta e a un aumento del rischio di sovrappeso. Anche il modo in cui si mangia e la distribuzione dei pasti durante la giornata influenzano in modo significativo il tuo metabolismo e l'equilibrio ormonale. Scopri come ottimizzare il tuo ritmo quotidiano e supportare al meglio la tua cura metabolica vegetariana.

Un ritmo quotidiano regolare con orari fissi per il sonno e i pasti, allineato al ritmo circadiano naturale, ottimizza il metabolismo e riduce lo stress.

Ottimizzazione del sonno

Il sonno è essenziale per un metabolismo sano e la rigenerazione del corpo. La sincronizzazione degli orari di sonno e di alimentazione gioca un ruolo cruciale. Limitando l'assunzione di cibo a una specifica finestra temporale, anche attraverso il digitale intermittente, si può migliorare la metabolische_gesundheit [s70]. Mangiare durante il giorno e digiunare di notte supporta la naturale biologia circadiana, contribuendo a un migliore metabolismo [s70]. Al contrario, mangiare di notte è associato a una riduzione della qualità e della durata del sonno, aumentando il rischio di sovrappeso e malattie correlate [s70]. Orari di alimentazione irregolari o luce artificiale disturbano il circadianen_rhythmus e possono portare a malattie metaboliche [s71]. L'assunzione di cibo limitata nel tempo, in cui l'assunzione di cibo è ristretta a una specifica finestra temporale, può prevenire malattie metaboliche. Una finestra di alimentazione di 8-10 ore ha mostrato effetti positivi sulla salute metabolica negli studi, mentre finestre più brevi potrebbero non essere sostenibili a lungo termine [s72]. Rispettare i ritmi circadiani durante l'assunzione di cibo è fondamentale per massimizzare i benefici per la salute dell'assunzione di cibo limitata nel tempo [s72]. Le diete di digiuno possono aumentare la durata del sonno nei giorni di digiuno, specialmente nelle prime settimane [s73]. Tuttavia, gli effetti sulla qualità del sonno sono variabili, con alcuni studi che non mostrano cambiamenti significativi [s73]. Il digiuno durante il Ramadan, ad esempio, può portare a una maggiore stanchezza diurna e a schemi di sonno alterati, come orari di sonno e veglia ritardati [s73]. Le diete di digiuno possono essere utilizzate come terapia complementare per i disturbi del sonno [s73]. Orari di alimentazione regolari stabilizzano i ritmi circadiani e migliorano la salute metabolica [s71]. L'interazione tra ritmi circadiani e assunzione di cibo è importante per il mantenimento della salute e la prevenzione delle malattie [s71]. Anche un digiuno notturno prolungato può essere una strategia praticabile per migliorare la salute e prevenire malattie [s70]. Nella dieta vegetariana, è importante garantire l'assunzione di nutrienti durante gli orari di alimentazione per fornire al corpo il supporto ottimale e sostenere il metabolismo. Evitare pasti tardivi e stabilire un regolare ritmo sonno-veglia contribuisce a una migliore qualità del sonno e a un metabolismo sano. Un ritmo di sonno regolare, con un sonno sufficiente di circa 7-8 ore a notte, supporta la rigenerazione del corpo e la regolazione del bilancio ormonale, il che a sua volta influisce positivamente sul metabolismo.

Utile sapere

Assunzione di cibo limitata nel tempo

Nell'assunzione di cibo limitata nel tempo, l'assunzione di cibo è ristretta a una specifica finestra temporale durante il giorno. In combinazione con una dieta vegetariana, questo può influenzare positivamente il metabolismo e supportare la perdita di peso. È importante garantire l'assunzione di nutrienti in questa finestra temporale.

Digiuno intermittente

Il digiuno intermittente è un modello alimentare in cui si alternano periodi di assunzione di cibo a periodi di digiuno più lunghi. In combinazione con una dieta vegetariana, questo può stimolare il metabolismo e promuovere la combustione dei grassi. È importante adattare i periodi di digiuno al proprio bioritmo.

Malattie metaboliche

Le malattie metaboliche sono disturbi nel metabolismo del corpo che possono portare a problemi come sovrappeso, diabete o malattie cardiovascolari. Una dieta vegetariana che considera il ritmo giornaliero può contribuire a ridurre il rischio di tali malattie.

Distribuzione Ideale del Ciclo del Sonno

Distribuzione tipica delle fasi del sonno per un metabolismo ottimizzato.

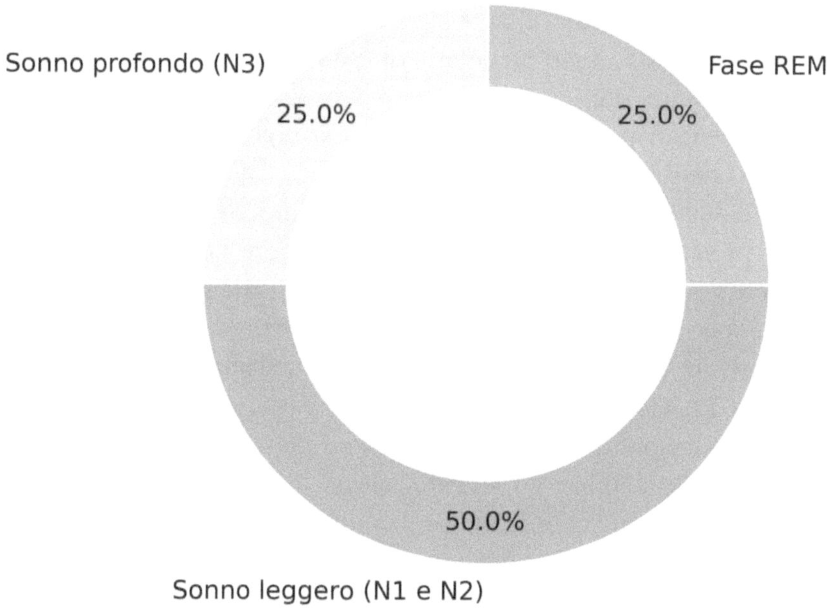

- REM: Fase REM
- SL: Sonno leggero (N1 e N2)
- SP: Sonno profondo (N3)

Un ciclo del sonno equilibrato, come illustrato, dà priorità al sonno profondo per il ripristino fisico e al sonno REM per le funzioni cognitive. Questa distribuzione supporta i processi metabolici e il benessere generale con una dieta vegetariana. Eventuali squilibri possono indicare la necessità di adeguare l'igiene del sonno.

Riduzione dello stress

Lo stress influisce sul metabolismo e viceversa. Un ritmo circadiano disturbato, come quello causato dal lavoro a turni o da orari di sonno irregolari, può portare a stress ossidativo e resistenza all'insulina [s74]. Lo stress ossidativo, a sua volta, danneggia cellule e tessuti e contribuisce allo sviluppo di malattie croniche. Per contrastare ciò, è fondamentale stabilizzare il ritmo circadiano attraverso orari regolari di sonno e pasti. Una routine quotidiana regolare, con orari fissi per i pasti e il sonno, può aiutare il corpo a ritrovare il proprio ritmo naturale e a regolare gli ormoni dello stress. Una passeggiata all'aperto al mattino, che aiuta il corpo a orientarsi temporalmente grazie alla luce solare, o un rituale serale rilassante prima di andare a letto, come leggere un libro con luce soffusa, possono contribuire a stabilizzare il zirkadianen_rhythmus. Anche il modo in cui distribuiamo i nostri pasti durante la giornata gioca un ruolo importante nel nostro metabolismo e nell'equilibrio ormonale [s75]. Concentrando l'apporto calorico, in particolare quello dei carboidrati, a pranzo e nel primo pomeriggio, possiamo ottimizzare la secrezione di insulina ed evitare picchi di zucchero nel sangue. Inoltre, l'ordine in cui consumiamo gli alimenti all'interno di un pasto può influenzare la reazione glicemica. Iniziare con verdure ricche di fibre, seguite da piatti ricchi di proteine e infine contorni a base di amido, può contribuire a mantenere stabile il livello di zucchero nel sangue [s75]. Questa strategia alimentare, in cui l'apporto calorico viene adattato sia temporalmente che nella sua composizione, è nota come Chrononutrition e può essere considerata un complemento a uno stile di vita a basso stress.

Utile sapere

Chrononutrition

La Chrononutrition si occupa dell'influenza del momento dell'assunzione di cibo sul metabolismo. Nel contesto di una dieta vegetariana per il metabolismo, la distribuzione mirata dell'apporto nutrizionale durante la giornata, ad esempio attraverso pasti ricchi di carboidrati a pranzo, può ottimizzare il metabolismo e favorire la perdita di peso.

Reazione glicemica

La reazione glicemica descrive quanto un alimento influisce sul livello di zucchero nel sangue. In una dieta vegetariana per il metabolismo, è importante scegliere alimenti con bassa reazione glicemica per evitare picchi di zucchero nel sangue e mantenere stabile il metabolismo. L'ordine degli alimenti all'interno di un pasto può influenzare la reazione glicemica.

Resistenza all'insulina

La resistenza all'insulina significa che le cellule del corpo non rispondono più adeguatamente all'ormone insulina, portando a livelli elevati di zucchero nel sangue. Un ritmo quotidiano regolare con orari fissi per i pasti può migliorare la sensibilità all'insulina e supportare così il metabolismo nell'ambito di una dieta vegetariana per il metabolismo.

Attività giornaliere per la riduzione dello stress

Ripartizione del tempo per le attività di riduzione dello stress.

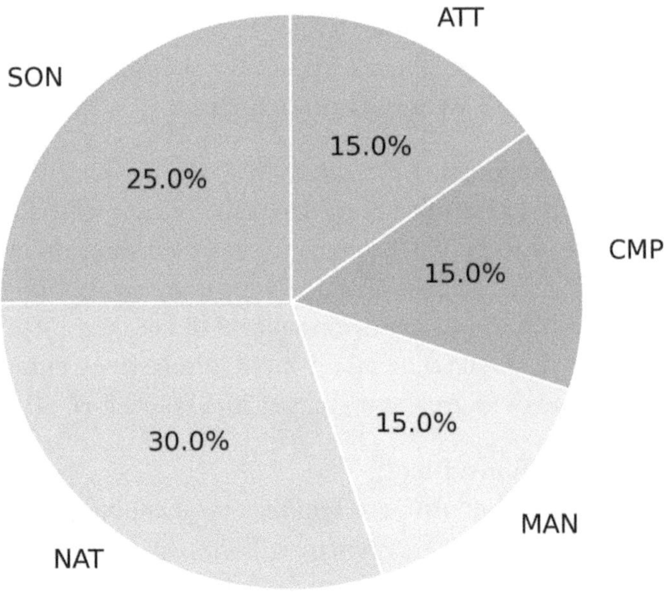

ATT: Rilassamento attivo (ad es. esercizio leggero)

CMP: Mangiare e cucinare consapevolmente

MAN: Yoga e meditazione

NAT: Tempo trascorso nella natura

SON: Sonno (7-8 ore)

È evidente un approccio equilibrato alla riduzione dello stress, con una particolare attenzione alle pratiche consapevoli come lo yoga e la meditazione. Un sonno adeguato gioca un ruolo cruciale, mentre il rilassamento attivo e il tempo trascorso nella natura contribuiscono al benessere generale. Questa distribuzione suggerisce un approccio olistico alla gestione dello stress, che incorpora il benessere fisico, mentale ed emotivo.

Consigli concreti

- Sincronizza il tuo ritmo quotidiano con la luce solare. Alzati con l'alba e abbassa le luci la sera per regolare il tuo orologio interno.
- Fai il pasto principale quando il sole è al suo apice. In questo modo sfrutti al meglio l'energia naturale del giorno per la digestione.
- Integra un "pasto di luce" nella tua giornata. Goditi consapevolmente una piccola porzione del tuo piatto preferito alla luce del sole per stimolare il metabolismo.
- Bevi al mattino un bicchiere d'acqua con un po' di sale marino. Questo supporta la produzione ormonale naturale e il metabolismo.
- Muoviti in modo ritmico durante il giorno. Integra brevi passeggiate o esercizi di stretching nella tua routine lavorativa.
- Collega i tuoi pasti a un rituale di respirazione consapevole. Respira profondamente prima di mangiare per supportare la digestione.
- Ascolta il tuo corpo e mangia solo quando hai veramente fame. Ignora gli orari fissi dei pasti se il tuo corpo non ha bisogno di cibo.
- Varia la tua finestra di alimentazione. Sperimenta con tempi di alimentazione più lunghi e più brevi per trovare il tuo ritmo ottimale.
- Crea una routine serale fissa. Una tazza di tè alle erbe e un buon libro ti aiuteranno a rilassarti e a prepararti per il sonno.
- Trascorri l'ultima ora prima di andare a letto al buio o alla luce delle candele. Questo favorisce la produzione di melatonina e ti prepara per un sonno ristoratore.
- Dormi in una stanza completamente buia. Minimizza qualsiasi fonte di luce per ottimizzare la qualità del sonno.

4. 3 Metodi di attivazione

Le applicazioni di cambio offrono molteplici possibilità per ottimizzare il metabolismo vegetariano. Diverse combinazioni di nutrienti, la rotazione di frutta e verdura, così come variazioni nella preparazione, influenzano l'assorbimento e l'utilizzo dei nutrienti. Un apporto equilibrato di tutti i nutrienti essenziali e la prevenzione di carenze sono sfide centrali. Le tecniche di respirazione completano l'alimentazione vegetariana e offrono ulteriori vie per la regolazione del metabolismo. Esercizi di respirazione mirati influenzano l'assorbimento di ossigeno e possono così supportare la produzione di energia e la combustione dei nutrienti. Tecniche di rilassamento riducono lo stress, che può influenzare negativamente il metabolismo. Scoprite di seguito come integrare efficacemente questi metodi nella vostra vita vegetariana quotidiana e migliorare in modo sostenibile i vostri processi metabolici.

La varietà è la chiave per l'ottimizzazione del metabolismo: varia la tua alimentazione vegetariana attraverso il cambio mirato di alimenti, gruppi di nutrienti, metodi di preparazione e completala con diverse tecniche di respirazione e rilassamento.

Applicazioni alternate

Le applicazioni alternate nel contesto di una dieta vegetariana possono avere vari effetti positivi sul metabolismo. Non si tratta di un continuo alternarsi tra dieta vegetariana e non vegetariana, ma di variazioni *all'interno* del piano alimentare vegetariano. Attraverso il cambiamento mirato di determinati gruppi alimentari o composizioni nutrizionali, è possibile ottimizzare i processi metabolici e contrastare i processi infiammatori [s76]. Un approccio consiste nel variare l'assunzione di determinati macronutrienti, come carboidrati e proteine, in giorni diversi. Così, in alcuni giorni, l'attenzione potrebbe essere rivolta a komplexen_kohlenhydraten provenienti da cereali integrali, legumi e verdure, mentre in altri giorni si potrebbero privilegiare alimenti ricchi di proteine come tofu, tempeh, noci e semi. Questa adattamento ciclico dell'assunzione di nutrienti può stimolare il metabolismo e allo stesso tempo evitare una fornitura unilaterale di nutrienti. Un altro aspetto delle applicazioni alternate riguarda la rotazione mirata di diverse varietà di verdure e frutta all'interno della dieta vegetariana. In questo modo, il corpo beneficia di un'ampia gamma di vitamine, minerali e sekundaeren_pflanzenstoffen.

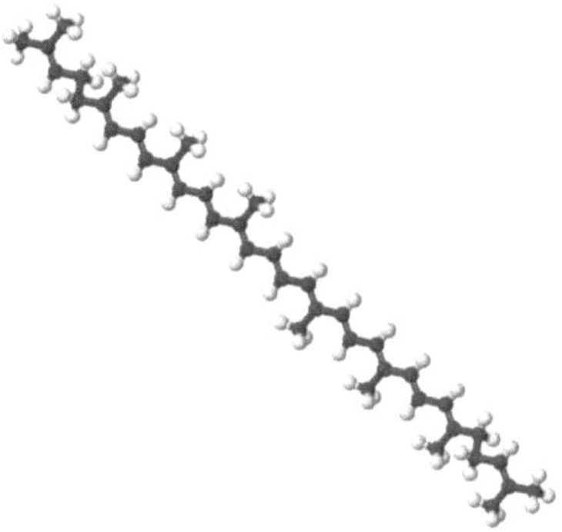

Licopene [i39]

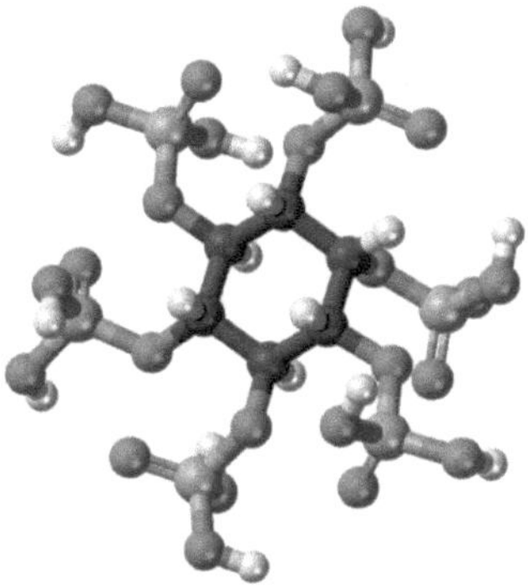

Acido fitico [i40]

Le verdure crucifere come broccoli e cavolfiori contengono ad esempio glucosinolati, a cui vengono attribuite proprietà disintossicanti, mentre i frutti di bosco sono ricchi di antiossidanti. Ruotando regolarmente all'interno di questi gruppi alimentari, si ottimizza l'apporto di nutrienti e si massimizza l'effetto positivo sul metabolismo. Inoltre, il passaggio tra alimenti crudi e cotti può influenzare la bioverfuegbarkeit di determinati nutrienti. Ad esempio, il licopene solubile in grasso nei pomodori cotti è più disponibile rispetto a quelli crudi. Le applicazioni alternate possono anche migliorare l'assunzione di ferro e zinco, due nutrienti che nelle diete vegetariane possono talvolta essere critici. Combinando alimenti ricchi di ferro come le lenticchie con alimenti ricchi di vitamina C come i peperoni, si aumenta l'assorbimento del ferro. L'acido fitico, presente nei cereali e nei legumi, può inibire l'assorbimento di zinco. Attraverso l'ammollo, la germinazione o la fermentazione di questi alimenti, è possibile ridurre il contenuto di acido fitico e migliorare la disponibilità di zinco. Queste strategie di applicazione alternata contribuiscono a garantire un'adeguata fornitura di tutti i nutrienti essenziali. Anche il metodo di preparazione offre opportunità per le applicazioni alternate. Cottura a vapore, frittura, grigliatura o sbollentatura – ogni metodo di cottura modifica il contenuto nutrizionale e la digeribilità degli alimenti. La varietà nella preparazione non solo offre diversità di sapore, ma contribuisce anche a un'assunzione ottimale di nutrienti. La combinazione di diversi metodi di preparazione consente di sfruttare i vantaggi di ciascun metodo. Ad esempio, la cottura a vapore preserva molte vitamine idrosolubili, mentre la frittura crea aromi intensi. È importante alternare i diversi metodi di cottura nel corso della settimana per assumere una gamma il più ampia possibile di nutrienti e supportare al meglio il metabolismo.

Utile sapere

Acido fitico

L'acido fitico può inibire l'assorbimento di minerali, quindi è importante ridurlo attraverso l'ammollo o la germinazione.

Adattamento ciclico

L'adattamento ciclico dell'assunzione di nutrienti previene carenze e supporta il metabolismo.

Applicazioni alternate

Le applicazioni alternate aiutano a stimolare il metabolismo fornendo diversi nutrienti e influenzando positivamente la varietà degli alimenti.

Licopene

Il licopene è un antiossidante presente nei pomodori e può essere assorbito meglio dal corpo se cotto.

Macronutrienti

Carboidrati, proteine e grassi sono macronutrienti che vengono assunti in quantità variabili nella cura vegetariana del metabolismo per stimolare il metabolismo.

Efficacia dei metodi di transizione vegetariana

Confronto tra vari approcci per adottare una dieta vegetariana

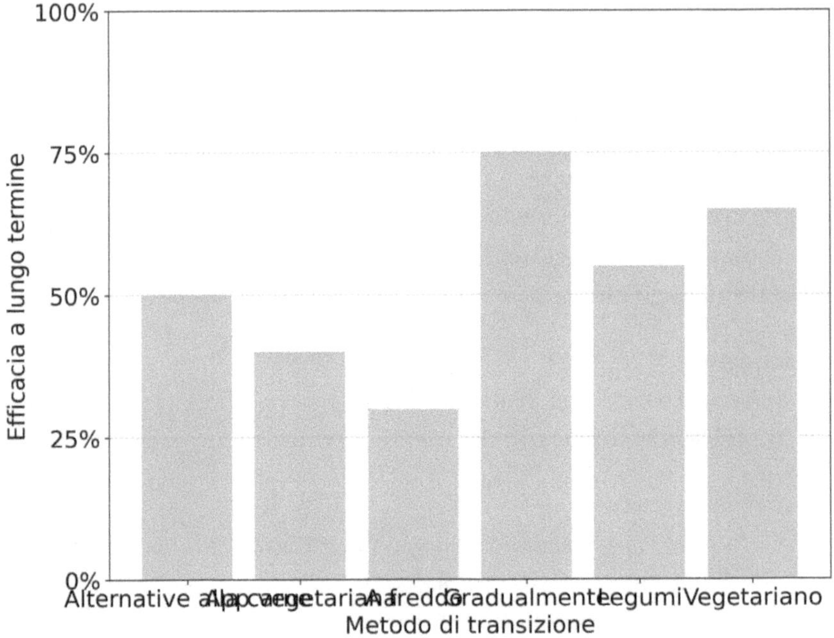

Afr: A freddo

App: App vegetariana

Leg: Legumi

Alt: Alternative alla carne

Gra: Gradualmente

Veg: Vegetariano

Le transizioni graduali sembrano essere più sostenibili, con i metodi 'Ridurre gradualmente la carne' e 'Giorni vegetariani' che mostrano un'efficacia maggiore. Mentre 'A freddo' mostra un successo iniziale, la minore efficacia a lungo termine suggerisce che potrebbe essere difficile da mantenere per molte persone. Concentrarsi su gruppi alimentari specifici, come la sostituzione della carne con i legumi o l'esplorazione di alternative alla carne, può anche essere una strategia relativamente efficace.

Tecniche di respirazione

Le tecniche di respirazione offrono molteplici opportunità per influenzare positivamente il metabolismo e integrare gli effetti di una dieta vegetariana. Gli esercizi di respirazione, paragonabili alle già menzionate variazioni nel piano alimentare, possono essere utilizzati in modo mirato per ottimizzare l'assunzione e l'utilizzo dell'ossigeno nel corpo. Tecniche di respirazione specifiche, come ad esempio la respirazione Ujjayi praticata nello yoga, favoriscono un aumento del consumo di ossigeno e possono quindi migliorare l'efficienza metabolica [s77]. Questo effetto è paragonabile alla stimolazione del metabolismo attraverso l'adattamento ciclico dell'apporto nutrizionale. Attraverso il controllo consapevole della respirazione, è possibile migliorare l'apporto di ossigeno al corpo, il che a sua volta supporta la produzione di energia nelle cellule e la combustione dei nutrienti. Respiri profondi e lenti favoriscono il rilassamento e possono ridurre la pressione sanguigna [s78]. Questo è particolarmente vantaggioso nel contesto di una dieta vegetariana, poiché spesso è associata a una pressione sanguigna più bassa. Le tecniche di respirazione possono quindi contribuire a mantenere la pressione sanguigna in un intervallo sano. Oltre alla respirazione Ujjayi, esistono altre tecniche, come la respirazione alternata (Nadi Shodhana) o la respirazione addominale, che hanno effetti diversi sul corpo e possono essere utilizzate a seconda delle necessità. Mentre la respirazione Ujjayi stimola il metabolismo, la respirazione addominale ha un effetto calmante e riduce lo stress. Integrare regolarmente tali esercizi di respirazione nella vita quotidiana – ad esempio al mattino dopo il risveglio o la sera prima di andare a letto – può contribuire a lungo termine a un miglioramento del metabolismo e del benessere generale. La combinazione di asana (esercizi corporei), pranayama (tecniche di respirazione) e meditation porta a un profondo rilassamento e può, a differenza della respirazione Ujjayi isolata, ridurre il consumo di ossigeno [s77]. Questa combinazione ha quindi un effetto più rigenerante e può essere praticata, ad esempio, dopo un'intensa sessione di allenamento o alla fine di una giornata faticosa, per supportare il corpo nel recupero. Analogamente alla variazione degli alimenti e dei metodi di preparazione, anche la varietà delle tecniche di respirazione offre la possibilità di affrontare in modo mirato le esigenze individuali del corpo e supportare il metabolismo in modo olistico. Così, attraverso la selezione e combinazione mirata degli esercizi di respirazione, si può ottenere un effetto sinergico con lo stile di vita alimentare vegetariano, che promuove la salute e il benessere.

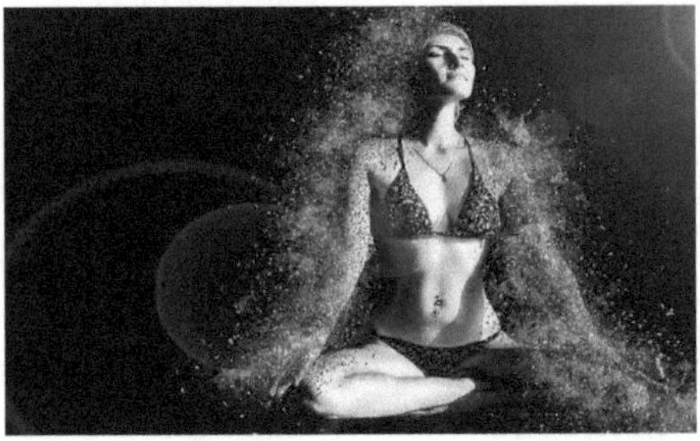

Asana [i41]

Utile sapere

Respirazione addominale

La respirazione addominale favorisce il rilassamento e riduce lo stress, il che può avere effetti positivi sull'equilibrio ormonale e sul metabolismo durante una dieta vegetariana.

Respirazione alternata

La respirazione alternata (Nadi Shodhana) armonizza il flusso energetico nel corpo e può migliorare l'assorbimento dei nutrienti dalla dieta vegetariana.

Respirazione Ujjayi

La respirazione Ujjayi può stimolare il metabolismo attraverso un aumento del consumo di ossigeno e supportare così la combustione dei grassi nell'ambito di una dieta vegetariana.

Frequenza respiratoria e tasso metabolico

Correlazione tra frequenza respiratoria e tasso metabolico durante diversi esercizi di respirazione.

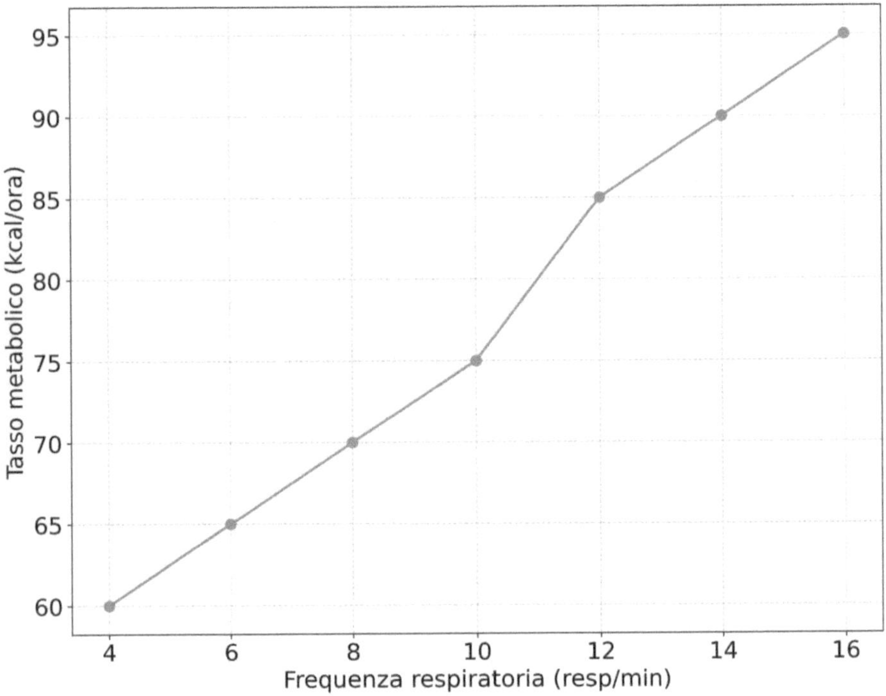

Le tecniche di respirazione più lente e profonde, come la respirazione a scatola, sono correlate a un tasso metabolico più basso, suggerendo uno stato di rilassamento. Le tecniche di respirazione più veloci e superficiali, come la respirazione stimolante, sono correlate a un tasso metabolico più elevato, indicando una maggiore attività. Ciò suggerisce che il controllo consapevole della respirazione può influenzare l'attività metabolica.

Esercizi di rilassamento

Gli esercizi di rilassamento completano i metodi di attivazione già descritti e l'alimentazione vegetariana, riducendo specificamente lo stress e promuovendo l'equilibrio interiore. La meditazione, che comprende diverse tecniche come contemplazione, attenzione focalizzata o movimento meditativo, agisce su più livelli – dai sensi alle emozioni [s79]. Può aiutare a trovare la calma interiore e a ridurre lo stress, il che ha effetti positivi sul metabolismo e sul benessere generale [s79]. Così, meditare regolarmente può non solo abbassare la pressione sanguigna e la frequenza cardiaca, ma anche migliorare la funzione cerebrale e l'attenzione [s79]. Un esempio è la meditazione camminata, in cui l'attenzione è consapevolmente rivolta al movimento e alle sensazioni nel corpo. A lungo termine, la meditazione può persino portare a un aumento della sostanza grigia nel cervello, correlato a una migliore prestazione cognitiva [s79]. Anche l'attività della telomerasi, associata al rallentamento del processo di invecchiamento, è promossa dalla meditazione [s79]. Oltre alla meditazione, anche le interventi basati sullo yoga, che combinano esercizi di respirazione, posture (asana) e meditazione, offrono opportunità per ridurre lo stress e migliorare il tono parasimpatico [s80]. Studi dimostrano che tali pratiche possono alleviare i sintomi depressivi e migliorare la regolazione emotiva [s80]. La coltivazione mirata di emozioni positive, ad esempio attraverso la meditazione della compassione, può aumentare il tono vagale e rafforzare la connessione emotiva [s80]. Analogamente alla variazione dell'apporto nutrizionale e dei metodi di preparazione nell'alimentazione vegetariana, la varietà dei metodi di rilassamento offre un ampio spettro di possibilità per considerare le esigenze individuali e armonizzare corpo e mente. L'integrazione degli esercizi di rilassamento nella vita quotidiana – sia attraverso brevi sessioni di meditazione, pratiche di yoga o momenti di consapevolezza durante la giornata – può quindi contribuire in modo significativo alla salute olistica e a un metabolismo equilibrato.

Utile sapere

Tono vagale

Il tono vagale descrive l'attività del nervo vago, un componente importante del parasimpatico. Un tono vagale elevato influisce positivamente sulla regolazione dello stress e sulla sensazione di sazietà, il che è vantaggioso in una dieta metabolica vegetariana.

Contemplazione

La contemplazione, una forma di meditazione, può promuovere la consapevolezza dei segnali di fame e sazietà, contribuendo a un'assunzione alimentare più consapevole durante la dieta metabolica.

Meditazione della compassione

La meditazione della compassione può promuovere emozioni positive, ridurre lo stress e stabilizzare l'equilibrio ormonale, supportando così il successo della dieta metabolica vegetariana.

Parasimpatico

Il parasimpatico è una parte del sistema nervoso autonomo, responsabile del rilassamento e della rigenerazione. Gli esercizi di rilassamento lo stimolano, influenzando positivamente la digestione e il metabolismo.

Rilassamento vs. Attivazione (Metabolismo Vegetariano)

Impatto delle tecniche di rilassamento sui livelli di attivazione metabolica.

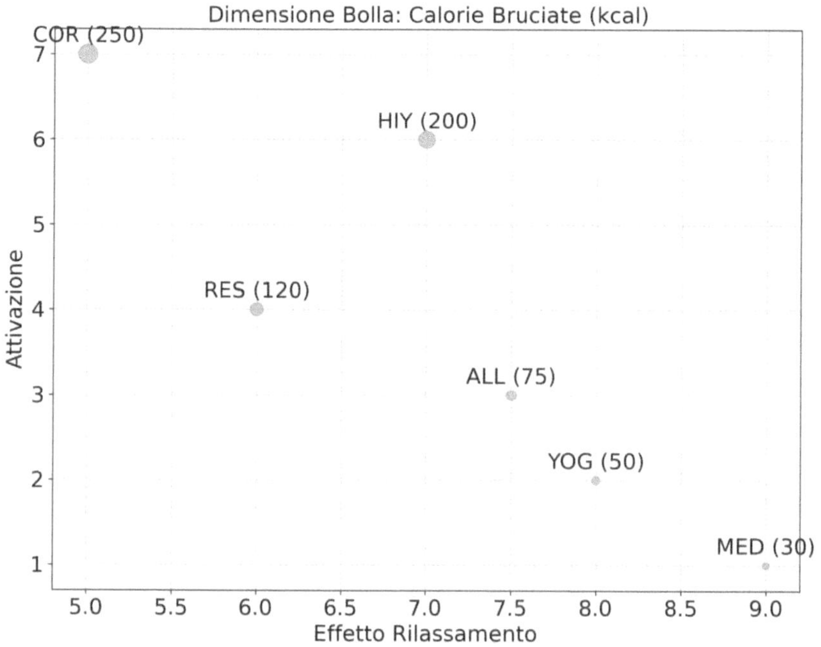

Blasengröße: Calorie Bruciate (kcal)

ALL: Allungamento

HIY: Yoga ad Alta Intensità

RES: Esercizi di Respirazione

COR: Corsa

MED: Meditazione

YOG: Yoga

Attività leggere come Yoga e Meditazione mostrano una forte correlazione positiva con il rilassamento e una minima attivazione metabolica. Al contrario, le attività ad alta intensità, pur contribuendo al rilassamento, aumentano significativamente l'attivazione metabolica. Ciò suggerisce che per un equilibrio metabolico ottimale con una dieta vegetariana, potrebbe essere benefica una combinazione di metodi di rilassamento sia leggeri che intensi. Dare priorità ad esercizi a bassa intensità potrebbe essere particolarmente utile per coloro che cercano di ridurre lo stress metabolico massimizzando il rilassamento.

Consigli concreti

- Alterna forme di movimento intense e dolci come yoga e allenamento di potenza per mantenere il tuo metabolismo flessibile.
- Sperimenta con l'ordine dei tuoi pasti. Ad esempio, fai una colazione sostanziosa e una cena leggera per stimolare nuovi impulsi metabolici.
- Integra un massaggio con spazzola nella tua routine quotidiana per stimolare la circolazione sanguigna e il flusso linfatico, attivando così il metabolismo.
- Varia leggermente gli orari di sonno durante la settimana per abituare il corpo a ritmi variabili e promuovere la flessibilità metabolica.
- Sfrutta il potere della musica. Ascolta musica ritmica mentre cucini e mangi per influenzare positivamente il tuo umore e il tuo metabolismo.
- Crea un ancoraggio olfattivo. Associa un profumo specifico ai tuoi pasti per condizionare la digestione e il metabolismo.
- Mangia all'aperto ogni volta che è possibile. L'aria fresca e la luce solare supportano il tuo metabolismo e il tuo benessere.
- Ridi! Ridere stimola la respirazione e il metabolismo e rilascia ormoni della felicità.
- Trascorri del tempo con le persone a te care. Contatti sociali positivi riducono lo stress e promuovono un metabolismo sano.
- Integra un pediluvio quotidiano nella tua routine. Alterna tra getti caldi e freddi per stimolare la circolazione e il metabolismo.
- Rifletti sui tuoi progressi e successi. Tieni un diario per documentare il tuo sviluppo e rafforzare la tua motivazione.

Revisione - 4. Ottimizzazione del metabolismo

Una cura del metabolismo vegetariana offre l'opportunità di migliorare in modo sostenibile la propria salute e il proprio benessere. La chiave del successo risiede in un approccio olistico che considera, oltre alla nutrizione, anche aspetti come il sonno, la gestione dello stress e la respirazione consapevole. Iniziate ottimizzando la vostra alimentazione, puntando su una varietà di alimenti vegetali. Integrate spezie termogeniche come peperoncino, zenzero, curcuma e cannella nei vostri pasti per stimolare il metabolismo. Tuttavia, fate attenzione a un uso moderato, in particolare con spezie contenenti ingredienti potenzialmente problematici. Concentratevi su carboidrati complessi provenienti da cereali integrali, legumi e verdure, oltre a fonti ricche di proteine come tofu, tempeh, noci e semi. Variare l'assunzione alimentare, ad esempio alternando giorni con un apporto maggiore di carboidrati a giorni con un apporto maggiore di proteine. Anche la preparazione gioca un ruolo: sperimentate con diversi metodi di cottura per ottimizzare la biodisponibilità dei nutrienti e portare varietà nel vostro piano alimentare. In questo modo, vi assicurerete di assumere tutti i nutrienti essenziali in quantità adeguate.

Oltre alla nutrizione, la qualità del sonno gioca un ruolo cruciale nel vostro metabolismo. Stabilite un ritmo regolare sonno-veglia e assicuratevi di dormire a sufficienza, circa 7-8 ore per notte. L'assunzione di cibo limitata nel tempo, ad esempio attraverso il digiuno intermittente, può supportare ulteriormente la vostra salute metabolica. Evitate i pasti tardivi e concentratevi sull'assunzione di cibo in una finestra temporale definita di 8-10 ore al giorno. Questo non solo vi aiuta a regolare il metabolismo, ma stabilizza anche il vostro ritmo circadiano naturale.

La gestione dello stress è un altro fattore importante per l'ottimizzazione del metabolismo. Integrate tecniche di rilassamento come meditazione, yoga o passeggiate consapevoli nella natura nella vostra vita quotidiana. Anche esercizi di respirazione consapevole, come la respirazione addominale o la respirazione alternata, possono aiutarvi a ridurre lo stress e rafforzare il vostro equilibrio interiore. Prestate attenzione a una routine quotidiana regolare con orari fissi per i pasti, il sonno e il relax. In questo modo, potete supportare il vostro corpo nel ritrovare il suo ritmo naturale e regolare gli ormoni dello stress.

L'attuazione di queste raccomandazioni può variare a seconda delle vostre circostanze di vita e preferenze individuali. Iniziate gradualmente e concentratevi inizialmente sugli aspetti che vi risultano più facili. Siate pazienti con voi stessi e permettetevi anche dei passi indietro. È importante sviluppare uno stile di vita a lungo termine che si adatti a voi e vi aiuti a migliorare in modo sostenibile la vostra salute metabolica. Con un approccio olistico che unisce nutrizione, sonno, gestione dello stress e respirazione consapevole, potete realizzare con successo la vostra cura del metabolismo e migliorare la vostra qualità della vita. Sperimenterete maggiore energia, una concentrazione migliorata e un benessere aumentato.

5. Successo a lungo termine

Quante volte hai già iniziato una dieta, solo per ricadere rapidamente nelle vecchie abitudini dopo il successo? La chiave per una riduzione del peso duratura non risiede nel rinunciare a breve termine, ma nella sistematica ristrutturazione dell'alimentazione. Una cura del metabolismo vegetariana offre il contesto ideale per cambiamenti sostenibili. Le nuove routine vengono integrate passo dopo passo nella vita quotidiana e stabilizzano il metabolismo in modo naturale. Ciò che imparerai nei prossimi trenta giorni cambierà radicalmente il tuo rapporto con l'alimentazione.

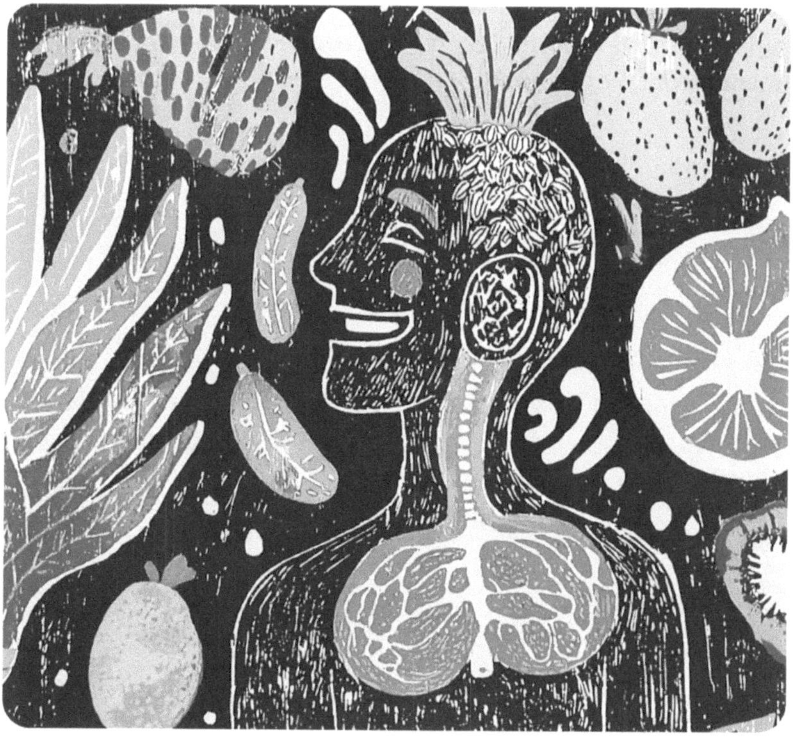

5. 1 Programma di trenta giorni

Un programma di 30 giorni offre struttura e supporta l'instaurazione di nuove abitudini alimentari vegetariane nell'ambito di una cura del metabolismo. La limitazione temporale favorisce la motivazione e aiuta a rendere visibili i primi successi, rafforzando così la disciplina. Allo stesso tempo, un approccio di questo tipo comporta delle sfide, come affrontare ostacoli quotidiani o integrare in modo ottimale nuove ricette e alimenti. La consapevolezza del proprio corpo e delle sue reazioni al cambiamento alimentare consente adattamenti individuali. In questo modo, è possibile sviluppare a lungo termine un comportamento alimentare più sano e adattare la cura del metabolismo vegetariano alle proprie esigenze personali. Scoprite nel capitolo seguente come affrontare con successo la sfida dei 30 giorni e trarre benefici a lungo termine da un'alimentazione vegetariana.

> *30 giorni sono sufficienti per stabilire nuove abitudini e porre le basi per un cambiamento alimentare a lungo termine.*

Sfida di 30 giorni

Un programma di 30 giorni, specificamente nel contesto di una dieta vegetariana per il metabolismo, offre struttura e supporta l'instaurazione di nuove abitudini alimentari. La limitazione temporale promuove la motivazione e aiuta a rendere visibili i primi successi, il che a sua volta rafforza la disciplina. Questo effetto di feedback positivo può aumentare la probabilità di mantenere il cambiamento alimentare a lungo termine. Un approccio strutturato come questo può anche aiutare a affrontare difficoltà e ostacoli nella vita quotidiana. Concentrandosi su un periodo definito, è possibile sperimentare sistematicamente nuove ricette e tecniche di preparazione per integrare al meglio l'alimentazione vegetariana nella vita di tutti i giorni. Ad esempio, si potrebbe provare ogni giorno una nuova colazione vegetariana nella prima settimana, nuovi pranzi nella seconda settimana e così via. Questo non solo porta varietà nel piano alimentare, ma consente anche di acquisire preziose abilità culinarie e scoprire una vasta gamma di sapori. Un ulteriore vantaggio di un programma di 30 giorni risiede nella possibilità di percepire consapevolmente il proprio corpo e le sue reazioni alla nuova alimentazione. Qual è l'impatto della dieta vegetariana sui livelli di energia, sulla digestione o sul benessere generale? Riflettendo regolarmente su questi aspetti, è possibile apportare adattamenti individuali e ottimizzare l'alimentazione in base alle esigenze personali. L'analisi consapevole delle proprie abitudini alimentari porta a una maggiore consapevolezza delle interrelazioni tra alimentazione e salute. Così, un programma di 30 giorni può anche contribuire a sviluppare un comportamento alimentare più sano a lungo termine. Studi dimostrano che anche cambiamenti alimentari a breve termine, come un aumento dell'assunzione di alimenti vegetali, possono avere effetti positivi sulla pressione sanguigna e sui livelli di colesterolo. Questa conoscenza può ulteriormente motivare e supportare l'implementazione della dieta

vegetariana per il metabolismo. L'esperienza di un programma del genere può servire da fondamento per un cambiamento alimentare a lungo termine e sostenibile.

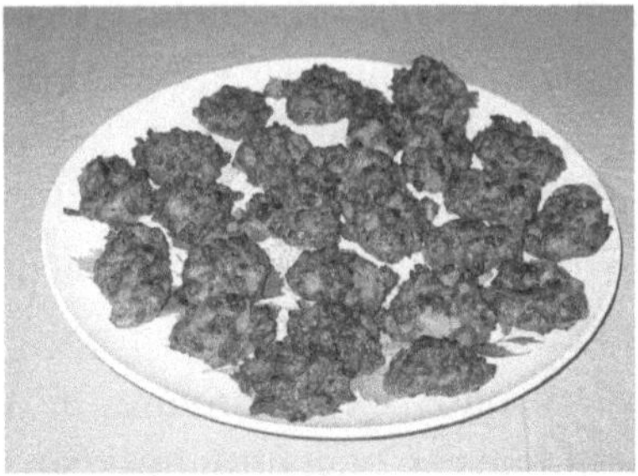

Ricette [i42]

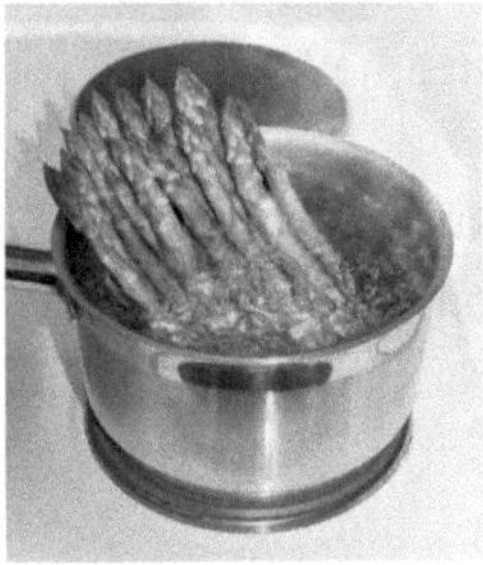

Tecniche di cottura [i43]

Progresso del reset metabolico vegetariano di 30 giorni

Tendenze simulate del peso e dei livelli di energia durante un reset metabolico vegetariano di 30 giorni.

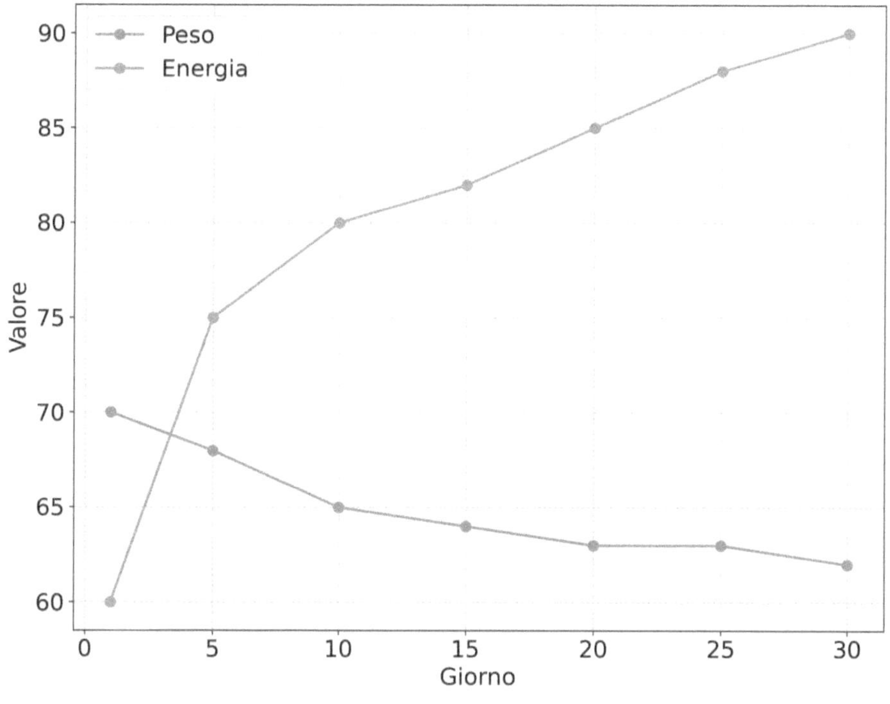

I dati suggeriscono una correlazione positiva tra tempo e livelli di energia, indicando una maggiore vitalità con il progredire del programma. Il peso mostra un calo iniziale, seguito da un periodo di stabilizzazione, che potrebbe riflettere l'adattamento al nuovo regime alimentare.

Gestione della transizione

La fase di transizione verso una dieta vegetariana nell'ambito di una cura del metabolismo richiede una pianificazione accurata. Un cambiamento brusco può portare a disturbi digestivi, deficienze nutrizionali o perdita di motivazione. È consigliabile invece un cambiamento graduale delle abitudini alimentari. Iniziate, ad esempio, sostituendo carne e pesce con alternative vegetariane in alcuni giorni della settimana. Aumentate lentamente la frequenza di questi giorni vegetariani. In questo modo, il corpo può abituarsi alla nuova composizione nutrizionale. Parallelamente, è utile approfondire le basi della dieta vegetariana. Informatevi su diverse fonti di proteine come legumi, tofu o noci e integratele regolarmente nel vostro piano alimentare. Fate particolare attenzione a un'adeguata assunzione di micronutrienti come vitamina B12, ferro e acidi grassi omega-3, che si trovano in quantità maggiori nei prodotti animali. Questi nutrienti possono essere forniti attraverso alimenti specifici, come latte vegetale arricchito o alghe, o eventualmente tramite integratori alimentari. La pianificazione dei pasti gioca anch'essa un ruolo importante nella fase di transizione. Create piani settimanali con piatti vegetariani variati. Questo non solo facilita la spesa, ma aiuta anche a evitare spuntini poco salutari. Sperimentate con nuove ricette e spezie per rendere la cucina vegetariana varia e gustosa. Ad esempio, potete utilizzare legumi in zuppe, stufati o insalate, oppure preparare il tofu in modi diversi, come fritto, grigliato o marinato. Una dieta ben pianificata supporta l'adattamento del metabolismo alla dieta vegetariana e previene possibili carenze. In aggiunta al cambiamento alimentare, ulteriori misure possono facilitare la transizione. Il confronto con persone affini, ad esempio in forum online o gruppi di autoaiuto, offre motivazione e consigli pratici. Anche corsi di cucina o consulenze nutrizionali possono fornire un supporto prezioso. Non solo trasmettono conoscenze sulla dieta vegetariana, ma aiutano anche a affrontare le sfide individuali. Un

approccio consapevole al proprio corpo è particolarmente importante nella fase di transizione. Prestate attenzione a segnali come fame e sazietà e adattate la vostra alimentazione di conseguenza. Documentate le vostre abitudini alimentari e osservate come la dieta vegetariana influisce sul vostro benessere. In questo modo, potete ottimizzare la vostra alimentazione in modo individuale e gestire con successo la transizione verso uno stile di vita vegetariano.

Utile sapere

Deficienza nutrizionale

Una deficienza nutrizionale nell'ambito di una cura del metabolismo vegetariana può verificarsi se nutrienti importanti come vitamina B12, ferro o acidi grassi omega-3 non vengono assunti in quantità sufficienti attraverso l'alimentazione. Una selezione mirata degli alimenti e, se necessario, integratori alimentari sono importanti per evitare carenze.

Fase di transizione

All'interno del concetto di trenta giorni, la fase di transizione è il passaggio graduale a una dieta vegetariana, per abituare il corpo alla nuova forma alimentare e prevenire carenze.

Integratori alimentari

Gli integratori alimentari possono essere utili nel concetto di trenta giorni per garantire un'adeguata fornitura di nutrienti critici come vitamina B12 o acidi grassi omega-3, che possono essere più difficili da ottenere con una dieta completamente vegetale.

Distribuzione della Fase di Ottimizzazione Metabolica Vegetariana di 30 Giorni

Ripartizione delle fasi di un programma metabolico vegetariano di 30 giorni.

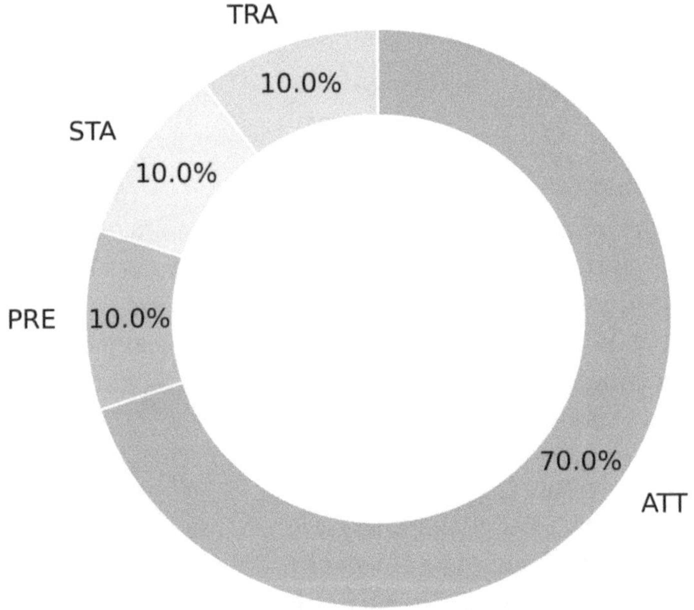

ATT: Fase Attiva
PRE: Fase di Preparazione
STA: Fase di Stabilizzazione
TRA: Fase di Transizione

La maggior parte del programma è dedicata alla 'Fase Attiva', che enfatizza la costante aderenza alla dieta e il supporto metabolico. La 'Fase di Preparazione' consente una transizione più agevole al programma, mentre la 'Fase di Stabilizzazione' si concentra sul mantenimento dei risultati a lungo termine e sulla prevenzione del recupero del peso. La più breve 'Fase di Transizione' colma il divario tra la perdita di peso attiva e il mantenimento a lungo termine.

Controllo del successo

Il controllo del successo di una dieta vegetariana per il metabolismo di 30 giorni comprende diverse strategie che ti aiutano a monitorare i tuoi progressi e mantenere alta la motivazione. La documentazione della tua alimentazione gioca un ruolo centrale. Annota i tuoi pasti quotidiani, comprese le quantità e gli ingredienti, per tenere sotto controllo il tuo apporto di nutrienti e apportare eventuali modifiche. Questo può aiutarti a riconoscere schemi nelle tue abitudini alimentari e identificare precocemente tendenze sfavorevoli, come la carenza di determinati nutrienti. Inoltre, puoi registrare regolarmente il tuo peso e le tue misure corporee. Questi dati offrono una base oggettiva per valutare l'efficacia della dieta e visualizzare i tuoi progressi. Come menzionato nella fonte [s81], i partecipanti hanno raggiunto un'aderenza elevata di quasi il 99% durante il periodo di digiuno, sottolineando l'importanza di programmi strutturati. Un altro aspetto del controllo del successo è la percezione soggettiva del tuo benessere. Osserva come la dieta vegetariana influisce sul tuo livello di energia, sulla tua digestione e sul tuo benessere generale. Tieni un diario in cui annoti il tuo umore, il tuo sonno e eventuali cambiamenti fisici. Anche in questo caso, lo studio nella fonte [s81] mostra che i partecipanti hanno valutato positivamente il loro umore e la loro sazietà durante il digiuno, indicando una buona tolleranza. Considerando sia i dati oggettivi che le sensazioni soggettive, ottieni un quadro completo dei tuoi progressi e puoi adattare la dieta vegetariana alle tue esigenze individuali. Un piano alimentare strutturato di 30 giorni, simile al programma di digiuno descritto nella fonte [s81], può contribuire a promuovere la motivazione e aumentare le probabilità di successo.

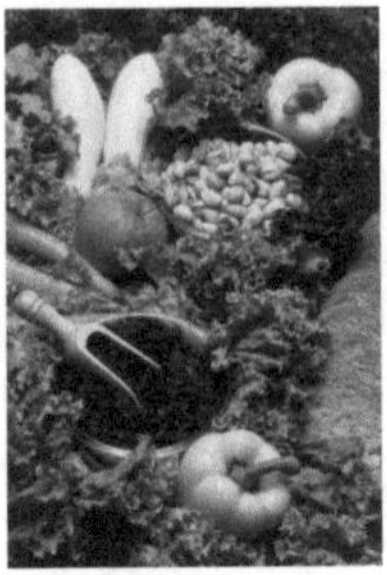

abitudine alimentare [i44]

Utile sapere

Abitudini alimentari

Le abitudini alimentari comprendono tutti i comportamenti e le routine legate all'assunzione di cibo. Nel contesto della dieta per il metabolismo, si tratta di riconoscere le abitudini alimentari sfavorevoli e modificarle attraverso scelte consapevoli per raggiungere un cambiamento alimentare sostenibile.

Apporto di nutrienti

L'apporto di nutrienti si riferisce alla quantità e al tipo di nutrienti assunti attraverso la dieta vegetariana. Durante la dieta per il metabolismo, è importante prestare attenzione a un adeguato apporto di tutti i nutrienti essenziali per evitare carenze e fornire al corpo il miglior supporto possibile.

Benessere

Il benessere descrive la percezione soggettiva di salute e soddisfazione. Nell'ambito della dieta per il metabolismo, il benessere può essere influenzato da fattori come l'aumento dell'energia, il miglioramento della digestione e un umore positivo.

Digestione

La digestione è il processo attraverso il quale il cibo viene scomposto nel corpo e i nutrienti vengono assorbiti. Una digestione sana è importante per un'ottimale fornitura di nutrienti e per il benessere generale durante la dieta vegetariana per il metabolismo.

Dieta metabolica vegetariana - Progressi a 30 giorni

Aderenza al piano dietetico

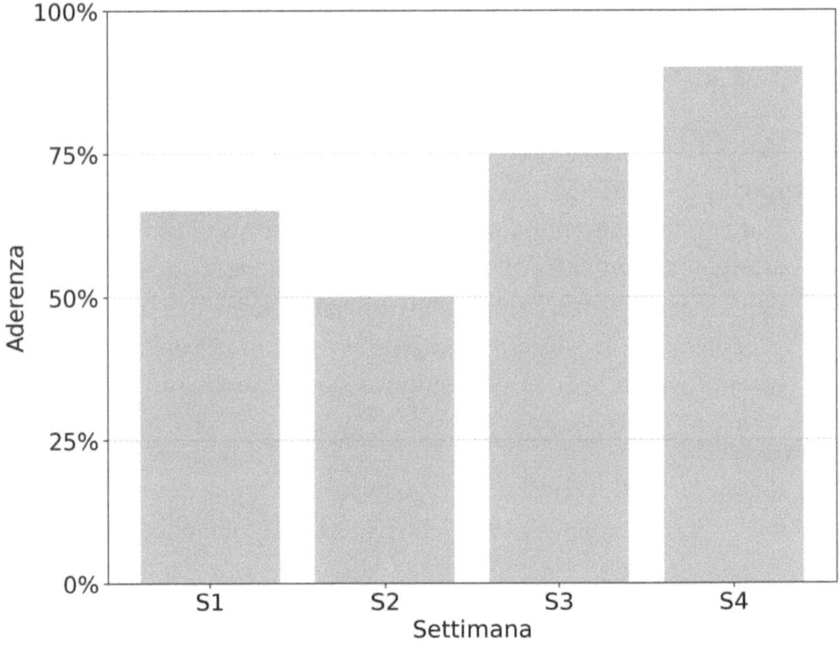

S1: Settimana 1

S2: Settimana 2

S3: Settimana 3

S4: Settimana 4

Il grafico illustra un andamento generalmente positivo nell'aderenza alla dieta metabolica vegetariana nell'arco dei 30 giorni. Nonostante alcune fluttuazioni, il progresso complessivo suggerisce un crescente impegno nel rispetto delle linee guida dietetiche. Il calo nella seconda settimana potrebbe indicare un periodo difficile, potenzialmente dovuto a eventi sociali o voglie, ma la successiva ripresa dimostra resilienza e una correzione di rotta efficace. L'elevata aderenza nell'ultima settimana indica una conclusione forte e l'instaurarsi di sane abitudini.

Consigli concreti

- Collegate il vostro concetto di trenta giorni a un rituale personale che ripetete quotidianamente per consolidare la vostra motivazione.
- Visualizzate il vostro successo a lungo termine dopo i trenta giorni. Immaginate come vi sentirete e cosa avrete raggiunto.
- Trovate un garante del successo. Identificate un piatto o un ingrediente all'interno della cura che vi fa particolarmente bene e integratelo regolarmente nel vostro piano alimentare, anche oltre i trenta giorni.
- Sviluppate un piano di emergenza per situazioni difficili. Pensate in anticipo a come gestirete la fame nervosa o gli inviti per avere successo a lungo termine.
- Definite il vostro mantra personale per il successo nei trenta giorni. Ripetete questo mantra quotidianamente per concentrarvi sul vostro obiettivo e rafforzare la vostra motivazione.
- Stabilite un giorno vegetariano settimanale dopo i trenta giorni per radicare a lungo termine le vostre nuove abitudini.
- Collegate i trenta giorni a un cambiamento positivo in un altro ambito della vita, ad esempio più movimento o meno stress, per amplificare il successo complessivo.
- Premiatevi dopo i trenta giorni con un'esperienza che supporti le vostre nuove abitudini sane, come un corso di cucina o un weekend benessere.
- Riflettete dopo i primi dieci, venti e trenta giorni sulle vostre esperienze e adattate il vostro concetto per il futuro, per garantire un successo a lungo termine.
- Pianificate dopo i trenta giorni un incontro di follow-up con voi stessi per controllare i vostri progressi e definire ulteriori obiettivi.

5. 2 Stabilizzazione del metabolismo

Dopo la fase attiva di una dieta metabolica vegetariana, la stabilizzazione del metabolismo diventa centrale. È fondamentale adattare il corpo a uno stile alimentare sano e prevenire gli effetti yo-yo. Ciò richiede un adeguamento delle abitudini alimentari e una regolazione continua dell'apporto calorico, senza compromettere l'attività metabolica. La sfida consiste nel determinare e soddisfare il fabbisogno calorico individuale a lungo termine, garantendo al contempo un'alimentazione equilibrata e ricca di nutrienti. Mangiare consapevolmente e scegliere gli alimenti giusti giocano un ruolo decisivo. Scoprite in questo capitolo come stabilizzare al meglio il vostro metabolismo dopo la dieta metabolica vegetariana e garantire i vostri successi a lungo termine.

La stabilizzazione sostenibile del metabolismo richiede l'integrazione di strategie a lungo termine e flessibili come il mangiare consapevole, l'esercizio regolare e l'adattamento ciclico delle calorie, piuttosto che di diete restrittive a breve termine.

Concetto di mantenimento

Un successo a lungo termine nella dieta vegetariana per il metabolismo dipende in modo significativo dal concetto di mantenimento. Dopo la fase attiva, in cui il cambiamento alimentare e la riduzione del peso sono al centro dell'attenzione, è fondamentale garantire i risultati ottenuti e prevenire gli effetti yo-yo. Ciò significa stabilire abitudini che mantengano attivo il metabolismo e garantiscano un'alimentazione sana ed equilibrata a lungo termine. L'alimentazione nella fase di mantenimento si differenzia dalla fase attiva principalmente per un'espansione graduale del piano alimentare e un apporto calorico maggiore. L'obiettivo è determinare il kalorienbedarf individuale e coprirlo a lungo termine, senza compromettere l'attività metabolica. Un aspetto importante è l'adattamento continuo dell'alimentazione alle esigenze individuali. Ciò significa percepire il proprio corpo e i suoi segnali e regolare l'assunzione di cibo di conseguenza. Mangiare consapevolmente aiuta a differenziare meglio fame e sazietà e a evitare heisshungerattacken. Masticando consapevolmente e prendendo tempo per i pasti, si supporta la digestione e si promuove una sana sensazione di sazietà. La scelta degli alimenti rimane cruciale anche nella fase di mantenimento. Alimenti vari e ricchi di nutrienti come verdure, frutta, legumi, cereali integrali, noci e semi continuano a costituire la base dell'alimentazione. Per coprire l'aumento del fabbisogno calorico, si possono adattare le dimensioni delle porzioni e integrare grassi sani, come quelli dell'avocado o dell'olio d'oliva. Anche la scelta del metodo di preparazione influisce sull'apporto calorico e sulla densità nutrizionale. Cottura a vapore, grigliatura o sbollentatura sono metodi di cottura delicati che preservano vitamine e minerali. Il movimento regolare supporta l'attività metabolica e contribuisce al controllo del peso a lungo termine. Non si tratta di sport eccessivi, ma di integrare il movimento nella vita quotidiana. Passeggiate quotidiane, andare in bicicletta o nuotare sono modi efficaci per stimolare il metabolismo e migliorare il benessere. Uno stile di vita attivo promuove non solo la salute fisica, ma ha anche un effetto positivo sulla psiche. Un altro punto importante è l'assunzione di liquidi. Bere acqua a sufficienza supporta il metabolismo e contribuisce all'eliminazione dei prodotti metabolici. Si raccomanda di bere almeno 1,5 litri di acqua al giorno, e di più durante l'attività fisica. Tè non zuccherati e infundiertes_wasser con limone o cetriolo offrono alternative variegate. La riflessione regolare sul proprio comportamento alimentare aiuta a riconoscere e adattare abitudini sfavorevoli. Un diario alimentare può aiutare a documentare quantità e orari dei pasti e a identificare schemi. Ad esempio, si può scoprire se lo stress o la noia portano a mangiare di più.

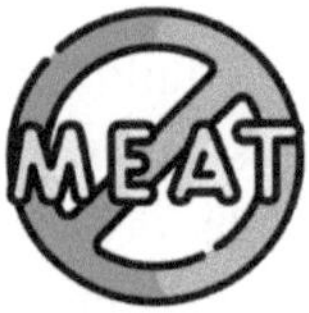

Attraverso un'analisi consapevole del proprio comportamento alimentare, si possono stabilire abitudini alimentari sane a lungo termine. L'integrazione di tecniche di rilassamento nella vita quotidiana può aiutare a ridurre lo stress e a evitare il mangiare emotivo. Yoga, meditazione o esercizi di respirazione sono metodi efficaci per trovare calma e rafforzare l'equilibrio interiore. Un ritmo di vita equilibrato con sonno sufficiente e pause regolari contribuisce anch'esso al benessere e supporta la stabilizzazione a lungo termine del metabolismo. La fase di mantenimento non è uno stato statico, ma un processo continuo di adattamento e ottimizzazione. Si tratta di integrare e adattare a lungo termine i principi appresi di alimentazione sana e stile di vita attivo nella vita quotidiana. La dieta vegetariana per il metabolismo offre una solida base su cui costruire e trovare il proprio percorso verso uno stile di vita sano ed equilibrato. Un approccio consapevole verso se stessi e le proprie esigenze è la chiave per il successo a lungo termine. In questo modo, non solo si può mantenere il peso raggiunto, ma anche migliorare la qualità della vita complessiva. Un esempio di uno spuntino sano nella fase di mantenimento sarebbe una fetta di pane integrale con avocado e pomodori. La combinazione di carboidrati complessi, grassi sani e vitamine sazia a lungo e fornisce nutrienti preziosi.

Utile sapere

Diario alimentare

Un diario alimentare è uno strumento per documentare la propria alimentazione. Può aiutare ad analizzare le abitudini alimentari, identificare i fattori scatenanti per comportamenti alimentari poco salutari e adattare a lungo termine l'alimentazione nella fase di mantenimento di una dieta vegetariana per il metabolismo.

Mangiare emotivo

Il mangiare emotivo descrive il mangiare come reazione a emozioni come stress, noia o tristezza, piuttosto che a fame fisica. Tecniche di rilassamento possono aiutare a evitare il mangiare emotivo e supportare la stabilizzazione del metabolismo nell'ambito di una dieta vegetariana per il metabolismo.

Prodotti metabolici

I prodotti metabolici sono sostanze che si formano durante il metabolismo dei nutrienti nel corpo. Un'adeguata assunzione di liquidi è importante per eliminare questi prodotti metabolici e supportare la funzione metabolica, particolarmente rilevante nella fase di stabilizzazione di una dieta vegetariana per il metabolismo.

Stabilizzazione metabolica con una dieta vegetariana

Cambiamenti simulati di peso e metabolismo basale durante e dopo una dieta vegetariana.

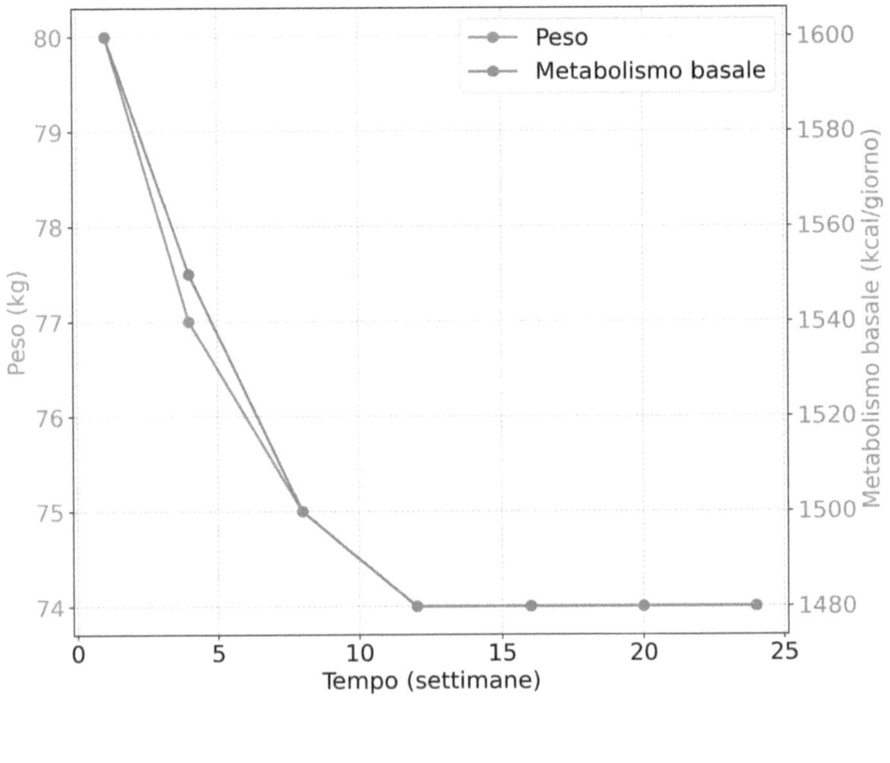

La perdita di peso iniziale è seguita da un periodo di stabilizzazione in cui il metabolismo basale si adatta. Alla fine, sia il peso che il metabolismo basale raggiungono un nuovo equilibrio, suggerendo che è possibile ottenere una stabilità a lungo termine.

Strategie di adattamento

Le strategie di adattamento sono essenziali per il controllo del peso a lungo termine dopo una dieta vegetariana per il metabolismo. Il corpo reagisce ai cambiamenti nell'apporto energetico adattando il proprio metabolismo. Un consumo calorico ridotto porta l'organismo a richiedere meno energia. Per contrastare questo adattamento e prevenire un plateau di peso, sono necessarie strategie che attivino il metabolismo. Una possibilità è quella di non mantenere l'apporto calorico costantemente basso, ma di adattarlo ciclicamente. Fasi con apporto calorico ridotto possono alternarsi a fasi di apporto calorico normale per mantenere il metabolismo flessibile. Un'altra strategia è l'integrazione di allenamento di forza regolare. L'aumento della massa muscolare aumenta il metabolismo basale e porta a un maggiore consumo calorico, anche a riposo. Combinando un apporto calorico adattato con l'allenamento di forza, è possibile stimolare l'attività metabolica a

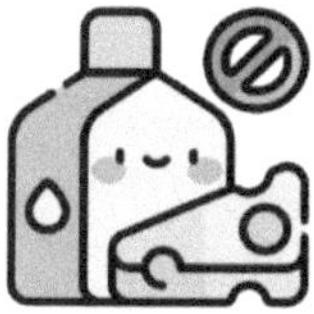

lungo termine. La dieta vegetariana stessa, grazie al suo alto contenuto di fibre e proteine vegetali, può avere un effetto positivo sul metabolismo. Le fibre favoriscono la sazietà e rallentano l'assorbimento dei nutrienti, contribuendo a mantenere un blutzuckerspiegel stabile. Una flora intestinale equilibrata, supportata da una dieta ricca di piante, può anch'essa avere un'influenza positiva sul metabolismo. Ad esempio, un frullato proteico vegetariano con semi di lino e bacche come spuntino può supportare il metabolismo e garantire un adeguato apporto di proteine e fibre.

Utile sapere

Flora intestinale

L'insieme dei microrganismi che vivono nell'intestino. Una flora intestinale equilibrata, promossa da una dieta ricca di piante, può influenzare positivamente il metabolismo e supportare il controllo del peso dopo una dieta vegetariana.

Allenamento di forza

Allenamento fisico con pesi o con il proprio peso corporeo per rafforzare la muscolatura. L'allenamento di forza aiuta a costruire massa muscolare, aumentando il metabolismo basale e supportando così la stabilizzazione del metabolismo dopo una dieta vegetariana.

Fattori di adattamento metabolico (vegetariano)

Impatto di vari fattori sulla stabilizzazione metabolica durante una dieta vegetariana.

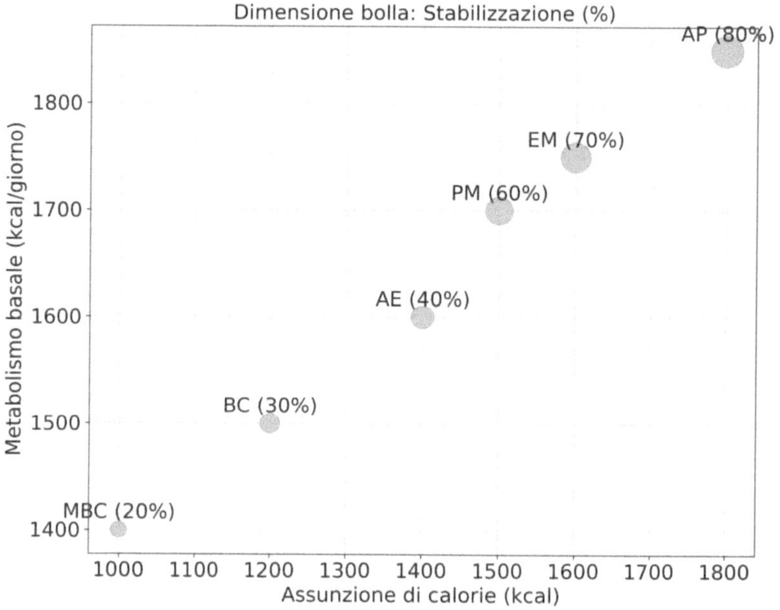

Blasengröße: Stabilizzazione (%)

AE: Esercizio elevato

AP: Alto contenuto proteico, alto contenuto di fibre

BC: Basse calorie, basso contenuto proteico

EM: Esercizio moderato

MBC: Calorie molto basse

PM: Proteine moderate, fibre moderate

L'assunzione di proteine mostra una forte correlazione positiva con la stabilizzazione metabolica, suggerendo che un adeguato apporto proteico è cruciale. Anche l'assunzione di fibre sembra benefica, potenzialmente promuovendo la sazietà e la salute intestinale. Mentre è prevista una certa restrizione calorica, un apporto calorico estremamente basso potrebbe ostacolare l'adattamento metabolico, forse innescando la risposta alla fame del corpo. Un esercizio fisico moderato sembra favorire la stabilizzazione, mentre un esercizio fisico eccessivo potrebbe avere un impatto negativo, probabilmente a causa dell'aumento degli ormoni dello stress.

Gestione del peso

La gestione del peso nell'ambito di una dieta vegetariana per il metabolismo comprende più della semplice perdita di peso. Essa include il controllo e la regolazione a lungo termine del peso corporeo, al fine di ottenere benefici per la salute e migliorare il benessere. Oltre al bilancio calorico, ovvero la differenza tra l'apporto e il consumo calorico, altri fattori influenzano il peso. Ad esempio, l'alimentazione e l'attività fisica possono provocare cambiamenti epigenetici che influenzano l'attività dei geni associati a malattie metaboliche [s82]. Una dieta a base vegetale, come quella praticata nella dieta vegetariana per il metabolismo, può migliorare la insulinsensitivitaet e ridurre il rischio di diabete di tipo 2 [s82]. Per un controllo del peso sostenibile, è importante mantenere il metabolismo flessibile e attivo. Diversi approcci possono contribuire, come il intermittierendes_fasten. Studi dimostrano che quasi ogni forma di digiuno intermittente può portare a una certa perdita di peso [s83]. Varianti modificate, in cui l'apporto calorico è ridotto solo in determinati giorni, mostrano riduzioni di peso tra il 3,2% e l'8,0% [s83]. Un'altra possibilità è la dieta a tempo limitato, in cui l'assunzione di cibo è ristretta a una finestra temporale specifica [s83]. Anche in questo caso, gli studi indicano effetti positivi riguardo alla riduzione del peso e alla salute metabolica. Tuttavia, nella scelta del metodo, è necessario considerare lo stile di vita individuale e la propria tolleranza. Chi soffre di intense sensazioni di fame, ad esempio, potrebbe non trovare adatto un regime di digiuno alternato con un apporto calorico fortemente ridotto nei giorni di digiuno [s83]. La dieta vegetariana stessa offre vantaggi per la gestione del peso. L'assenza di prodotti animali può portare a un indice di massa corporea (BMI) più basso e ridurre il rischio di sovrappeso [s84]. Inoltre, una dieta vegana, ovvero una forma particolarmente rigorosa di dieta vegetariana, può ridurre il rischio di malattie croniche come il diabete di tipo 2, l'ipertensione e alcuni tipi di cancro [s84]. Una dieta equilibrata a base vegetale, ricca di verdure, frutta, legumi e cereali integrali, fornisce nutrienti importanti e sazia bene. Combinata con un'attività fisica regolare, che non deve essere eccessivamente intensa, può supportare il controllo del peso a lungo termine [s82]. Anche una riduzione del peso del 7% può avere effetti positivi sulla salute [s85]. Ad esempio, una passeggiata quotidiana di 30 minuti, combinata con un pasto vegetale completo la sera – come un'insalata di quinoa con ceci, peperoni e una salsa di tahini al limone – può aumentare l'attività fisica e garantire un apporto nutrizionale adeguato. Questa combinazione di movimento e alimentazione equilibrata non solo contribuisce al controllo del peso, ma promuove anche il benessere generale.

Utile sapere

Indice di massa corporea (BMI)

Il BMI è una misura per valutare il peso corporeo in relazione all'altezza. Un BMI basso è spesso associato a un metabolismo più sano e a un rischio inferiore di malattie legate al peso. Una dieta vegetariana può contribuire a un BMI più basso.

Dieta vegana

La dieta vegana è una forma di dieta vegetariana che esclude completamente i prodotti animali. Può avere effetti positivi sul metabolismo e ridurre il rischio di varie malattie croniche.

Epigenetica

I cambiamenti epigenetici attraverso l'alimentazione e l'attività fisica possono influenzare l'attività dei geni che regolano il metabolismo e la gestione del peso. Una dieta vegetariana può promuovere effetti epigenetici positivi che supportano la stabilizzazione a lungo termine del metabolismo.

Dieta metabolica vegetariana: fattori di successo

Fattori chiave che influenzano la corretta gestione del peso con una dieta metabolica vegetariana.

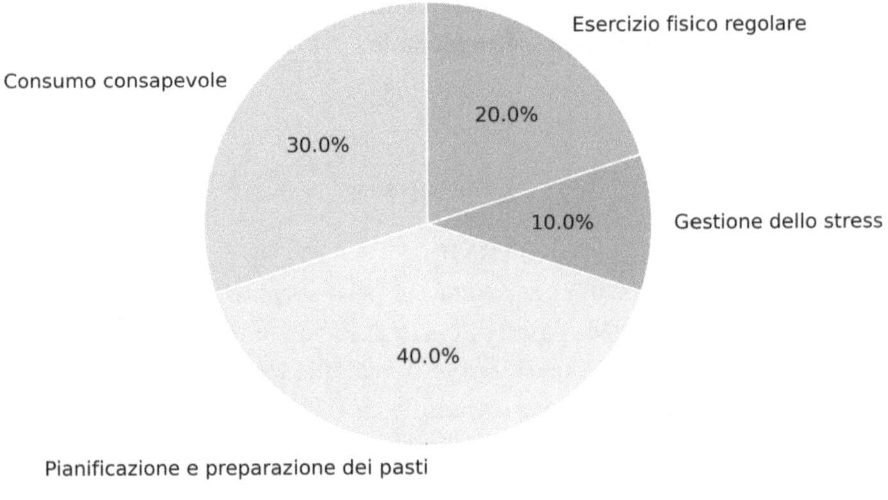

CON: Consumo consapevole

ESE: Esercizio fisico regolare

GST: Gestione dello stress

PPR: Pianificazione e preparazione dei pasti

Una costante pianificazione dei pasti e abitudini alimentari consapevoli sembrano essere gli aspetti più cruciali per il successo, evidenziando l'importanza di un approccio strutturato. Sebbene l'esercizio fisico contribuisca, esso svolge un ruolo minore rispetto all'aderenza alla dieta. Le tecniche di gestione dello stress, sebbene importanti per il benessere generale, rappresentano una porzione relativamente più piccola, suggerendo che la struttura stessa della dieta possa mitigare parte dello stress correlato alle scelte alimentari.

Consigli concreti

- Trova il tuo ritmo vegetariano stabilendo orari fissi per i pasti che corrispondano al tuo naturale senso di fame.
- Incorpora mini periodi di digiuno, ad esempio saltando la cena un giorno alla settimana e gustando invece una tazza di tè alle erbe.
- Inverti i tuoi pasti: consuma la colazione la sera e la cena al mattino per sfidare il tuo metabolismo.
- Aumenta la varietà dei tuoi sapori integrando settimanalmente un nuovo ortaggio o frutto sconosciuto nel tuo piano alimentare.
- Bevi un bicchiere d'acqua con un goccio di aceto di mele prima di ogni pasto per stimolare la digestione e il metabolismo.
- Crea uno spazio di relax dove puoi consumare i tuoi pasti in modo consapevole e senza distrazioni.
- Integra un "pasto silenzioso" a settimana, durante il quale mangi in modo consapevole e senza conversazioni, per affinare i tuoi sensi.
- Cambia la temperatura dei tuoi pasti: consuma un pasto a settimana freddo o tiepido per stimolare il tuo metabolismo.
- Punta sulla potenza dei colori. Mangia quotidianamente alimenti di tutti i colori dell'arcobaleno per garantire un apporto ottimale di nutrienti.
- Ascolta i segnali del tuo corpo e adatta il tuo apporto calorico al tuo livello di attività individuale.
- Rifletti sul tuo umore prima e dopo i pasti per comprendere meglio l'influenza dell'alimentazione sul tuo benessere.
- Celebra i piccoli successi concedendoti una piccola ricompensa non alimentare dopo una settimana di attuazione coerente.

5. 3 Integrazione sostenibile

Il successo sostenibile di una dieta vegetariana per il metabolismo si basa sull'integrazione di nuove routine quotidiane. Queste includono un'alimentazione consapevole, movimento regolare e un sonno adeguato. Il cambiamento comporta sfide pratiche, come l'adattamento delle interazioni sociali e il mantenimento della motivazione. La gestione della vita quotidiana influisce sull'equilibrio ormonale, sull'assorbimento dei nutrienti e sulla combustione dei grassi. Una pianificazione e organizzazione ben ponderate facilitano l'attuazione della dieta. Allo stesso tempo, fattori sociali e strategie di motivazione individuali giocano un ruolo cruciale per il successo a lungo termine. Scoprite come integrare in modo sostenibile la dieta vegetariana per il metabolismo nella vostra vita quotidiana e trarre benefici a lungo termine dagli effetti positivi.

L'integrazione sostenibile di una dieta vegetariana per il metabolismo si realizza attraverso l'instaurazione graduale di nuove routine sane nella vita quotidiana e la gestione attiva dell'ambiente sociale, supportata da obiettivi positivi e realistici e strategie motivazionali efficaci.

Routine quotidiane

Le routine quotidiane influenzano il successo di una dieta vegetariana per il metabolismo. Pasti regolari stabilizzano il blutzuckerspiegel e prevengono le voglie. Un ritmo giornaliero costante con orari fissi per i pasti, come colazione alle 7, pranzo alle 12 e cena alle 18, allena il corpo a produrre gli enzimi digestivi necessari al momento giusto. Questo facilita l'assorbimento dei nutrienti e promuove il metabolismo. Inoltre, integrate orari fissi per l'attività fisica nella vostra routine quotidiana. L'esercizio, come una passeggiata di 30 minuti dopo pranzo, stimola ulteriormente il metabolismo e aiuta ad attivare la bruciatura dei grassi. La pianificazione è un fattore importante per il successo della dieta. Create un piano dei pasti per la settimana successiva durante il fine settimana. In questo modo eviterete decisioni impulsive e poco salutari quando arriva la fame. Annotate tutti i pasti e gli spuntini, comprese le quantità. Una lista della spesa basata sul piano dei pasti previene acquisti impulsivi al supermercato. Preparate, se possibile, i componenti dei vostri pasti in anticipo. Verdure tagliate in frigorifero facilitano la preparazione rapida di un pranzo sano. Noci ammollate o quinoa precotta risparmiano tempo e promuovono una dieta sana nella vita quotidiana. Fate attenzione a dormire a sufficienza. La mancanza di sonno disturba il hormonhaushalt e può scatenare voglie per cibi ricchi di zuccheri e grassi. Un ritmo sonno-regolare – circa sette-otto ore di sonno per notte – supporta la regeneration del corpo e promuove la bruciatura dei grassi. Sviluppate rituali del sonno per addormentarvi più facilmente: un bagno caldo, una tazza di tè alle erbe o la lettura di un libro. Evitate dispositivi elettronici in camera da letto, poiché la luce blu può disturbare il sonno. Mangiare consapevolmente è un altro aspetto importante. Prendetevi il tempo per i vostri pasti e mangiate senza distrazioni, come la televisione o lo smartphone. Concentratevi sul gusto e sulla consistenza degli alimenti. Masticate ogni boccone a lungo, questo supporta la digestione. Mangiare consapevolmente aiuta a percepire meglio i segnali di sazietà e previene l'eccesso di cibo.

Integrate piccole esercizi di consapevolezza nella vostra vita quotidiana. Anche solo cinque minuti di respirazione consapevole possono ridurre lo stress e aumentare il benessere. Bevete a sufficienza acqua durante il giorno. L'acqua è essenziale per il metabolismo e il trasporto dei nutrienti. Aiuta anche a espellere le tossine dal corpo e ad aumentare la sensazione di sazietà. Mettete una bottiglia d'acqua sulla scrivania o portatene una con voi per bere regolarmente. Evitate bevande zuccherate come bibite o succhi, poiché forniscono calorie superflue e disturbano il metabolismo. Tè alle erbe o acqua con fette di limone o cetriolo sono alternative salutari. L'integrazione di nuove routine richiede tempo e pazienza. Iniziate con piccoli cambiamenti e aumentate gradualmente. Introdurre ogni settimana una nuova routine, come orari fissi per i pasti o un programma di esercizi regolare. Premiati per i tuoi successi, questo motiva e rafforza la disciplina. Documentate i vostri progressi, ad esempio in un diario o in un'app. Questo aiuta a mantenere la visione d'insieme e motiva a rimanere concentrati. Cercate supporto da amici, familiari o in un gruppo di auto-aiuto. Lo scambio con gli altri può aiutare a trovare motivazione e affrontare le sfide. Strutturate la vostra giornata per ridurre lo stress. Una lista di cose da fare aiuta a mantenere la visione d'insieme e a stabilire priorità. Pianificate dei tempi di buffer per poter reagire a eventi imprevisti senza stressarvi. Delegare compiti, se possibile. Imparate a dire di no quando non avete tempo o energia per compiti aggiuntivi. Tecniche di rilassamento come yoga, meditazione o rilassamento muscolare progressivo possono aiutare a ridurre lo stress e ripristinare l'equilibrio interiore. Integrate brevi sessioni di rilassamento nella vostra vita quotidiana, come cinque minuti di meditazione al mattino o un breve esercizio di yoga alla sera. Anche un atteggiamento positivo è importante per il successo della dieta. Concentratevi sugli aspetti positivi della dieta vegetariana e del nuovo stile di vita. Visualizzate i vostri obiettivi e godetevi i cambiamenti positivi che raggiungerete. Affrontate i passi falsi – nessuno è perfetto e ci saranno giorni in cui non raggiungerete i vostri

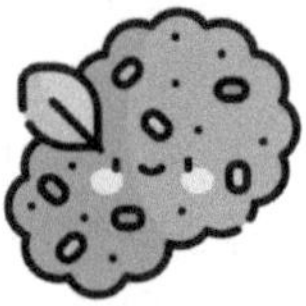

obiettivi. Considerate i passi falsi come un'opportunità di apprendimento e non come un fallimento. Analizzate cosa è andato storto e come potete fare meglio in futuro. Non perdete il coraggio e continuate semplicemente.

Utile sapere

Assorbimento dei nutrienti

Un buon assorbimento dei nutrienti è fondamentale per il successo della dieta vegetariana per il metabolismo, poiché il corpo deve essere fornito di tutte le vitamine e i minerali essenziali.

Bruciatura dei grassi

La bruciatura dei grassi è stimolata dall'attività fisica e da un metabolismo sano, il che può portare a una perdita di peso durante la dieta.

Consapevolezza

La consapevolezza durante i pasti può aiutare a rendere l'assunzione di cibo più consapevole e quindi supportare il successo della dieta vegetariana per il metabolismo.

Segnali di sazietà

I segnali di sazietà aiutano a trovare la giusta dimensione delle porzioni durante la dieta vegetariana per il metabolismo e a evitare l'eccesso di cibo.

Tempo impiegato per le routine

Tempo impiegato per la dieta metabolica vegetariana

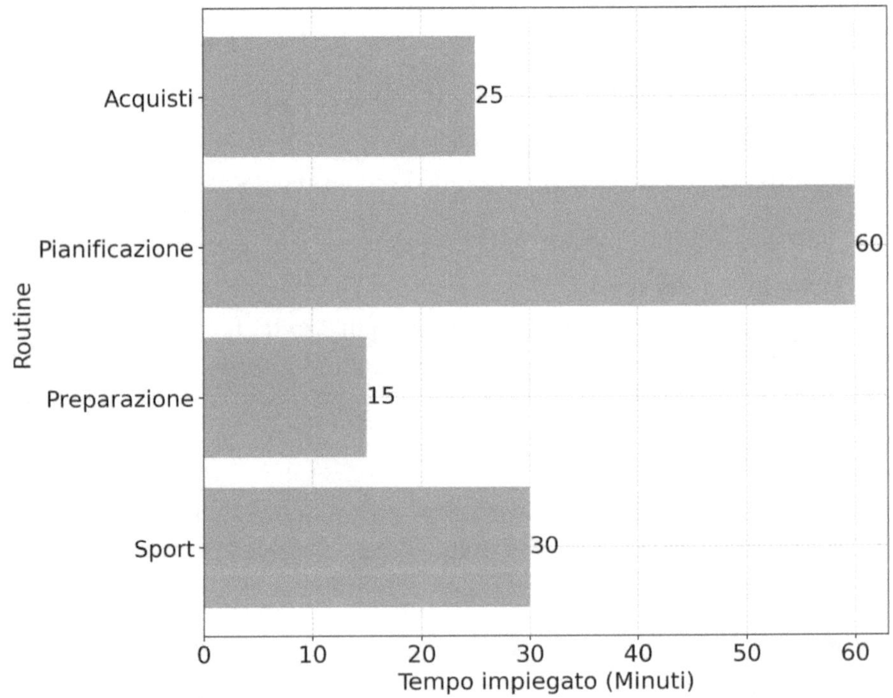

ACQ: Acquisti

PIA: Pianificazione

PRE: Preparazione

SPO: Sport

La maggior parte del tempo viene impiegata per la preparazione dei pasti. La spesa e lo sport richiedono circa la stessa quantità di tempo. La pianificazione richiede meno tempo, ma non dovrebbe essere trascurata.

Aspetti sociali

Interazioni sociali plasmano l'esperienza di una dieta vegetariana per il metabolismo. I pasti condivisi con amici e familiari possono rappresentare una sfida quando le abitudini alimentari sono diverse. Una comunicazione aperta riguardo alla dieta e alle sue motivazioni può promuovere comprensione e supporto. Invece di nascondere il cambiamento alimentare, parlate dei vostri obiettivi e degli effetti positivi che state già vivendo. Questo può suscitare interesse e portare a conversazioni stimolanti. Una serata di cucina condivisa con ricette vegetariane può coinvolgere familiari e amici nel nuovo stile alimentare e ridurre le paure. Anche l'ambiente sociale gioca un ruolo: lo scambio con persone affini, sia in forum online, gruppi di autoaiuto o corsi di cucina, rafforza la motivazione e offre preziosi consigli. Lì troverete persone che vivono esperienze simili e si supportano a vicenda. Questa rete può fornire sostegno, soprattutto in fasi difficili della dieta, e contribuire a integrare il cambiamento alimentare nella vita quotidiana a lungo termine. L'aumento del numero di ristoranti vegetariani e vegani e delle offerte nei supermercati dimostra che l'alimentazione a base vegetale è sempre più accettata nella società. Approfittate di questo sviluppo ed esplorate nuovi locali o provate alternative vegane. Questo amplia i vostri orizzonti culinari e facilita l'integrazione della dieta vegetariana per il metabolismo nella vostra vita sociale. Anche il confronto con aspetti etici e aspetti ecologici dell'alimentazione può rafforzare la motivazione. La consapevolezza che una dieta vegetariana contribuisce al benessere degli animali e alla protezione dell'ambiente può confermare la propria decisione e aumentare l'accettazione sociale. Così, la dieta vegetariana per il metabolismo diventa non solo un'esperienza personale, ma anche socialmente rilevante.

Utile sapere

Aspetti ecologici

Gli aspetti ecologici di una dieta vegetariana per il metabolismo riguardano l'impatto dell'alimentazione sull'ambiente. Una dieta vegetariana può ridurre l'impronta ecologica, poiché la produzione di alimenti vegetali è spesso meno dispendiosa in termini di risorse rispetto all'allevamento di animali.

Interazioni sociali

Le interazioni sociali possono influenzare la dieta vegetariana per il metabolismo, offrendo supporto e motivazione o presentando sfide da affrontare. Un ambiente sociale positivo può facilitare la transizione verso una dieta vegetariana a lungo termine.

Impatto sociale sulle diete metaboliche vegetariane

Fattori sociali che influenzano il successo della dieta metabolica.

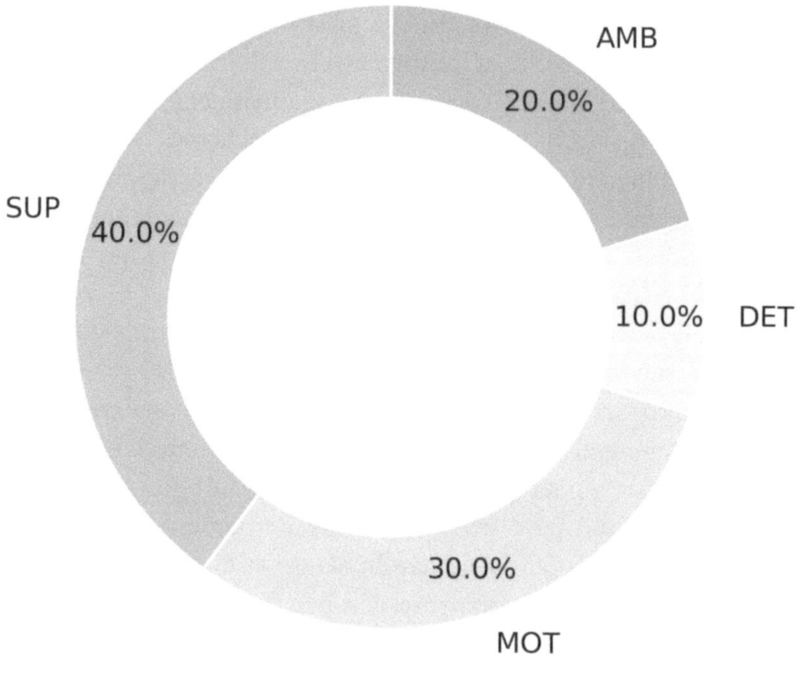

AMB: Ambiente positivo
DET: Determinazione individuale
MOT: Motivazione (Intrinseca)
SUP: Sistema di supporto

Motivazione e supporto sembrano essere fattori chiave nell'aderire a una dieta metabolica vegetariana. Mentre la determinazione individuale gioca un ruolo significativo, le connessioni sociali e un ambiente positivo contribuiscono sostanzialmente al successo dei risultati. Strategie incentrate sulla promozione di queste influenze positive potrebbero portare a una migliore aderenza e a risultati migliori.

Strategie di motivazione

La motivazione è il carburante per cambiamenti sostenibili, in particolare durante una dieta metabolica vegetariana. Strategie di successo si concentrano su diversi aspetti e considerano le esigenze individuali. Un aspetto importante è la definizione di obiettivi realistici. Invece di cercare un cambiamento radicale, inizia con piccole modifiche graduali. Sostituisci i piatti a base di carne una o due volte a settimana con alternative vegetariane. Se bevi 1 litro di soda al giorno, riduci gradualmente a mezzo litro e sostituisci l'altra metà con acqua, tè non zuccherato o infused_water. Aumenta lentamente i giorni vegetariani fino a raggiungere il tuo regime alimentare desiderato. Questo metodo di adattamento graduale evita di sentirsi sopraffatti e promuove successi a lungo termine. Le tecniche di visualizzazione possono anche rafforzare la motivazione. Immagina il successo della dieta – come ti sentirai quando avrai raggiunto il tuo peso ideale o migliorato la tua salute. Collega questa visione a emozioni positive per aumentare la motivazione. Un Vision Board con immagini che rappresentano i tuoi obiettivi può supportare questa tecnica. Annota regolarmente i tuoi progressi, ad esempio documentando il tuo peso e le tue misure corporee o scattando foto. Il successo visibile rafforza la fiducia in se stessi e motiva a continuare il percorso intrapreso. Le ricompense che non contraddicono la dieta sono anche utili. Concediti, ad esempio, un nuovo libro di cucina con ricette vegetariane dopo una settimana di successo, una giornata di wellness rilassante o nuovi abiti sportivi. Evita ricompense con cibi poco salutari, poiché potrebbero compromettere il successo della dieta. Invece, le ricompense dovrebbero supportare il tuo nuovo stile di vita e creare associazioni positive. Identificare gli ostacoli e sviluppare strategie per affrontarli è essenziale. Se, ad esempio, devi spesso mangiare fuori, informati in anticipo sulle opzioni vegetariane nei ristoranti o prepara i tuoi pasti. Crea un elenco di piatti vegetariani che puoi ordinare o preparare in diverse situazioni. Questo facilita le decisioni quotidiane e previene "scivoloni" imprevisti. Il confronto con altri che seguono un regime alimentare simile o che hanno già completato con successo una dieta metabolica può offrire un supporto prezioso. Forum online, gruppi di autoaiuto o anche il confronto con amici e familiari creano un ambiente di sostegno. Condividi le tue esperienze, scambia ricette e motivati a vicenda. Il supporto sociale rafforza la forza di volontà e aiuta a rimanere motivati anche in fasi difficili. Integrare la dieta metabolica vegetariana nella vita quotidiana richiede un adattamento a lungo termine delle abitudini. Non concentrarti solo sul cambiamento alimentare, ma anche sugli effetti positivi che ne derivano per la tua salute, il tuo benessere e il tuo atteggiamento verso il cibo. Un atteggiamento positivo e l'apprezzamento per i cambiamenti positivi sono fondamentali per il successo a lungo termine. Considera la dieta non come una misura temporanea, ma come un'opportunità per un miglioramento sostenibile della tua qualità di vita.

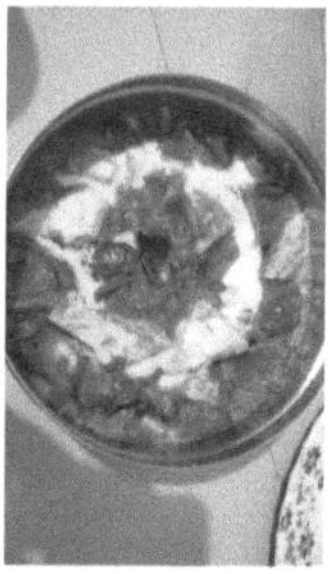

Piatti Vegetariani [i45]

Utile sapere

Vision Board

Un Vision Board è una rappresentazione visiva dei tuoi obiettivi. Immagini che mostrano la tua figura ideale o piatti vegetariani sani possono aumentare la motivazione per la dieta metabolica e favorire l'integrazione a lungo termine nella vita quotidiana.

Strategie Motivazionali per le Diete Metaboliche Vegetariane

Efficacia di varie strategie per l'aderenza a lungo termine

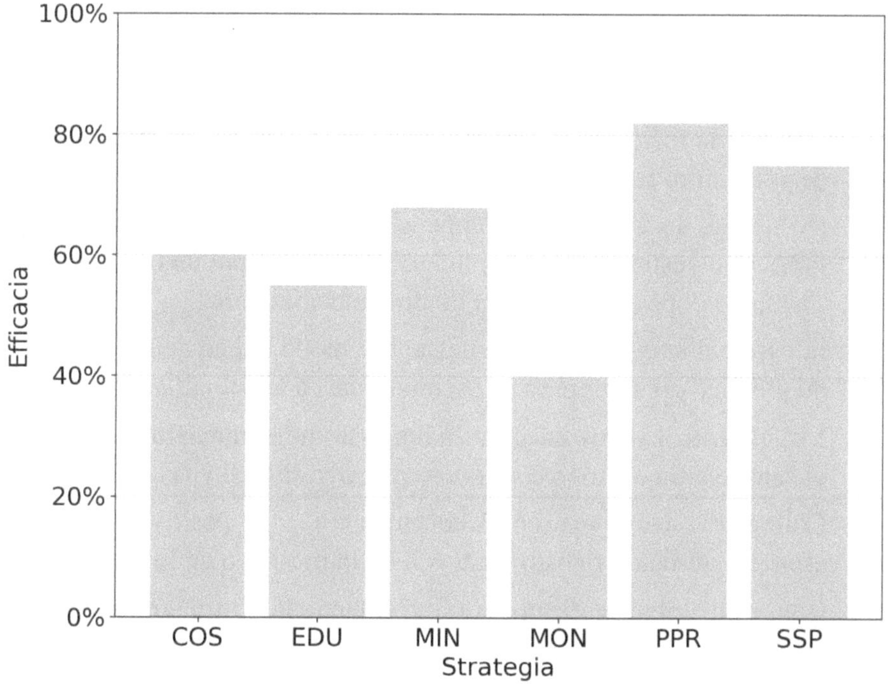

COS: Sistemi di Ricompensa

EDU: Risorse Educative

MIN: Mindfulness e Gestione dello Stress

MON: Automonitoraggio e Tracciamento

PPR: Piani Alimentari Personalizzati

SSP: Supporto Sociale e Gruppi di Pari

Visualizzando i dati, diventa chiaro che il supporto sociale e i piani alimentari personalizzati sono fattori chiave nel mantenimento di una dieta metabolica vegetariana. Mentre le risorse educative sono utili, il loro impatto è meno significativo rispetto ai sistemi di supporto pratico e agli approcci personalizzati. La minore efficacia dell'automonitoraggio suggerisce la necessità di una responsabilità esterna o di metodi di tracciamento più coinvolgenti. Nel complesso, una combinazione di guida personalizzata, solide reti sociali e risorse facilmente accessibili sembra cruciale per un'aderenza a lungo termine di successo.

Consigli concreti

- Ancorate il nuovo regime alimentare nella vostra vita quotidiana collegandolo a abitudini esistenti, come ad esempio il caffè del mattino.
- Create un ancoraggio visivo per il vostro successo, ad esempio appendendo una foto del vostro peso ideale al frigorifero.
- Sfruttate la forza della comunità e confrontatevi regolarmente con persone affini sulle vostre esperienze e sfide.
- Sviluppate un sistema di ricompense personale che vi motivi e rafforzi le vostre nuove abitudini, come ad esempio un bagno rilassante dopo una settimana di alimentazione sana.
- Integrate il nuovo regime alimentare in modo ludico nella vostra vita quotidiana, organizzando ad esempio una sfida culinaria con amici.
- Visualizzate il vostro successo a lungo termine immaginando come vi sentirete tra un anno con il vostro nuovo stile di vita.
- Collegate il nuovo regime alimentare a emozioni positive, ad esempio gustando i vostri pasti con bella musica o un libro ispiratore.
- Create un ambiente di supporto informando la vostra famiglia e i vostri amici sui vostri obiettivi e chiedendo la loro comprensione.
- Sviluppate un mantra personale che vi ricordi nei momenti difficili perché avete scelto questo cambiamento.
- Considerate le sfide come opportunità di crescita e imparate dai fallimenti, invece di lasciarvi scoraggiare.
- Fidatevi della vostra capacità di cambiamento e credete nel vostro successo, poiché il vostro atteggiamento positivo è la chiave per un'integrazione sostenibile.

Revisione - 5. Successo a lungo termine

Il successo a lungo termine con una dieta vegetariana per il metabolismo non si basa solo sulla riduzione iniziale del peso, ma piuttosto sull'integrazione sostenibile di uno stile di vita sano. Un programma di 30 giorni può facilitare l'inizio, aiutandovi a stabilire nuove routine e a ottenere i primi successi. Questa fase iniziale funge da trampolino di lancio per il cambiamento a lungo termine delle vostre abitudini alimentari e dovrebbe quindi essere pianificata strategicamente fin dall'inizio. Riflettete su come integrare la dieta vegetariana nella vostra vita quotidiana, quali sfide vi aspettate e come intendete affrontarle. Sperimentate con nuove ricette e tecniche di preparazione per scoprire la cucina vegetariana e creare varietà nel vostro piano alimentare. Utilizzate i 30 giorni per percepire consapevolmente il vostro corpo e comprendere come reagisce al nuovo regime alimentare.

La fase di transizione dopo il programma di 30 giorni è cruciale per il controllo del peso a lungo termine. Un passaggio graduale alla fase di mantenimento, in cui ampliate il vostro piano alimentare e adattate l'apporto calorico alle vostre esigenze, previene l'effetto yo-yo. Continuate a prestare attenzione a un apporto equilibrato di nutrienti e integrate sufficiente movimento nella vostra vita quotidiana. Riflettete regolarmente sulle vostre abitudini alimentari e adattate le vostre strategie se necessario. Se, ad esempio, notate che lo stress porta a voglie irrefrenabili, tecniche di rilassamento come lo yoga o la meditazione possono essere utili. Anche il confronto con persone affini, sia in gruppi online che nel vostro ambiente personale, può rafforzare la motivazione e fornire nuovi stimoli.

Per stimolare il vostro metabolismo a lungo termine ed evitare un plateau di peso, potete applicare diverse strategie di adattamento. L'allenamento di forza per aumentare la massa muscolare aumenta il vostro metabolismo basale e garantisce un maggiore consumo calorico, anche durante le fasi di riposo. Un adattamento ciclico dell'apporto calorico, in cui alternate fasi di ridotto apporto calorico a fasi di apporto calorico normale, mantiene il vostro metabolismo flessibile. La dieta vegetariana stessa, con il suo alto contenuto di fibre e proteine vegetali, supporta ulteriormente questo processo. Ad esempio, integrate spuntini ricchi di fibre come un frullato proteico vegetariano con semi di lino e bacche per sostenere il vostro metabolismo e garantire al contempo un adeguato apporto di proteine e fibre.

Il successo a lungo termine richiede una gestione del peso olistica che va oltre la semplice perdita di peso. Comporta un continuo confronto con la vostra alimentazione, il vostro corpo e le vostre abitudini. Siate consapevoli riguardo al vostro apporto alimentare e imparate a interpretare i segnali di sazietà. Trovate una forma di movimento che vi piaccia e che possiate integrare stabilmente nella vostra vita quotidiana. I passi falsi fanno parte del processo: non lasciatevi scoraggiare, ma utilizzateli come opportunità per ottimizzare le vostre strategie. Il percorso verso uno stile di vita sano è una maratona, non uno sprint. Con pazienza, perseveranza e un atteggiamento positivo, potete raggiungere i vostri obiettivi e migliorare in modo sostenibile la vostra qualità della vita.

Offerte aggiuntive gratuite in programma

Siamo lieti di potervi offrire in futuro materiali supplementari gratuiti per questo libro:

- Un capitolo bonus esclusivo con contenuti aggiuntivi
- Un riassunto compatto dell'intero libro in formato PDF
- Una versione radiodrammatica (In Programma)

La pubblicazione di questi materiali è prevista per 2025.
Vi invitiamo a visitare il nostro sito web già da oggi. Non appena il nostro servizio newsletter sarà attivo (previsto per 2025), potrete registrarvi per ricevere aggiornamenti e non perdere alcuna novità sulle offerte aggiuntive gratuite.

www.SaageBooks.com/it/
cura_metabolica_vegetariana-bonus-4CQOEQ

Cari lettori,

Siamo profondamente onorati che abbiate dedicato del tempo a leggere il nostro libro dall'inizio alla fine. Il nostro più grande desiderio è fornirvi preziose intuizioni e una guida pratica. La vostra fiducia nel nostro lavoro significa molto per noi. Speriamo che la lettura sia stata arricchente per voi. Se avete domande o suggerimenti, non esitate a contattarci attraverso il nostro sito web.

Se avete apprezzato questo libro, gradiremmo molto una recensione onesta. Potete facilmente lasciare la vostra valutazione onesta sulla piattaforma di vendita dove avete acquistato il libro.
Grazie per il vostro supporto!

Bendis Saage

Saage Media GmbH - Squadra

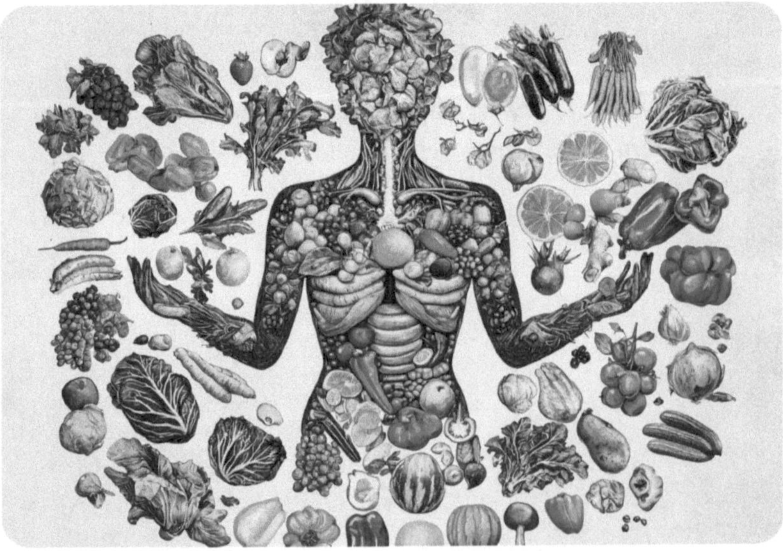

www.SaageBooks.com/it

Scopri di più! Il nostro sito web editoriale ti offre una vasta selezione di libri aggiuntivi. Oltre ai contenuti gratuiti e ai materiali bonus esclusivi, troverai anche informazioni approfondite sulle nostre opere. Sfoglia la nostra vasta offerta digitale e lasciati ispirare da ulteriori esperienze di lettura.

www.SaageBooks.com/it

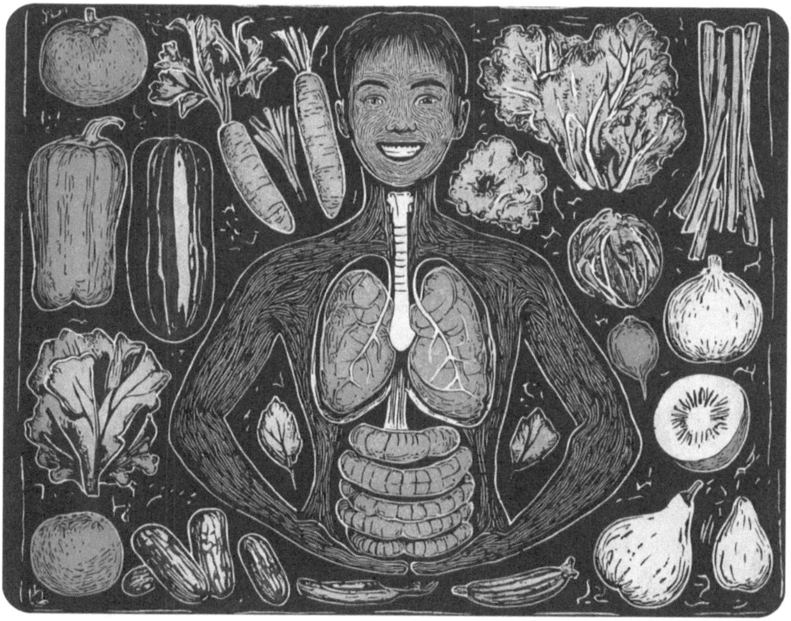

Fonti

I nostri sinceri ringraziamenti vanno a tutti gli autori delle fonti scientifiche e non scientifiche citate, ai gestori dei siti web referenziati e ai creatori delle immagini, grafiche e studi utilizzati, il cui prezioso lavoro ha contribuito alla creazione di questo libro.
Per ulteriori informazioni, ti consigliamo di visitare i siti web delle fonti.
Se riscontri errori di mappatura o altre incongruenze, ti preghiamo di contattarci.

Tutte le fonti sono state consultate l'ultima volta il: 2025-02-11

[s1] - https://pmc.ncbi.nlm.nih.gov/articles/PMC3257700/

Autore:	Lauren Owen, Sandra I Sunram-Lea	**Titolo:**	Metabolic Agents that Enhance ATP can Improve Cognitive Functioning: A Review of the Evidence for Glucose, Oxygen, Pyruvate, Creatine, and L-Carnitine
DOI:	10.3390/nu3080735	**Data:**	2011 Aug 10
Sito web:	PubMed Central (PMC)	**Editore:**	Nutrients

[s2] - https://pmc.ncbi.nlm.nih.gov/articles/PMC3946160/

Autore:	Valter D Longo, Mark P Mattson	**Titolo:**	Fasting: Molecular Mechanisms and Clinical Applications
DOI:	10.1016/j.cmet.2013.12.008	**Data:**	2014 Jan 16
Sito web:	PubMed Central (PMC)	**Editore:**	Cell metabolism

[s3] - https://pmc.ncbi.nlm.nih.gov/articles/PMC7999488/

Autore:	Giulia Marrone, Cristina Guerriero, Daniela Palazzetti, Paolo Lido, Alessandro Marolla, Francesca Di Daniele, Annalisa Noce	**Titolo:**	Vegan Diet Health Benefits in Metabolic Syndrome
DOI:	10.3390/nu13030817	**Data:**	2021 Mar 2
Sito web:	PubMed Central (PMC)	**Editore:**	Nutrients

[s4] - https://pmc.ncbi.nlm.nih.gov/articles/PMC8569690/

Autore:	Tejaswini Ashok, Harivarsha Puttam, Victoria Clarice A Tarnate, Sharan Jhaveri, Chaithanya Avanthika, Amanda Guadalupe Trejo Treviño, Sandeep SL, Nazia T Ahmed	**Titolo:**	Role of Vitamin B12 and Folate in Metabolic Syndrome
di:	National Center for Biotechnology Information (NCBI)	**DOI:**	10.7759/cureus.18521
Data:	2021 Oct 6	**Sito web:**	PubMed Central (PMC)
Editore:	Cureus		

[s5] - https://pmc.ncbi.nlm.nih.gov/articles/PMC4488002/

Autore: Romilly E Hodges, Deanna M Minich **Titolo:** Modulation of Metabolic Detoxification Pathways Using Foods and Food-Derived Components: A Scientific Review with Clinical Application
di: PubMed Central (PMC) **DOI:** 10.1155/2015/760689
Data: 2015 Jun 16 **Sito web:** pmc.ncbi.nlm.nih.gov
Editore: Journal of Nutrition and Metabolism

[s6] - https://pmc.ncbi.nlm.nih.gov/articles/PMC4516560/

Autore: Ruth E Patterson, Gail A Laughlin, Dorothy D Sears, Andrea Z LaCroix, Catherine Marinac, Linda C Gallo, Sheri J Hartman, Loki Natarajan, Carolyn M Senger, María Elena Martí nez, Adriana Villaseñor **Titolo:** INTERMITTENT FASTING AND HUMAN METABOLIC HEALTH
di: Moores UCSD Cancer Center, University of California, San Diego **DOI:** 10.1016/j.jand.2015.02.018
Data: 2015-04-06 **Sito web:** PubMed Central (PMC)

[s7] - https://pmc.ncbi.nlm.nih.gov/articles/PMC3735932/

Autore: Gijs den Besten, Karen van Eunen, Albert K Groen, Koen Venema, Dirk-Jan Reijngoud, Barbara M Bakker **Titolo:** The role of short-chain fatty acids in the interplay between diet, gut microbiota, and host energy metabolism
di: University Medical Center Groningen; TNO **DOI:** 10.1194/jlr.R036012
Data: 2013 Sep **Sito web:** PubMed Central (PMC)
Editore: Journal of Lipid Research

[s8] - https://pmc.ncbi.nlm.nih.gov/articles/PMC3946160/

Autore: Valter D Longo, Mark P Mattson **Titolo:** Fasting: Molecular Mechanisms and Clinical Applications
DOI: 10.1016/j.cmet.2013.12.008 **Data:** 2014 Jan 16
Sito web: PubMed Central (PMC) **Editore:** Cell metabolism

[s9] - https://pmc.ncbi.nlm.nih.gov/articles/PMC4044302/

Autore: Rashmi Mullur, Yan-Yun Liu, Gregory A Brent **Titolo:** Thyroid Hormone Regulation of Metabolism
di: VA Greater Los Angeles Healthcare System, Departments of Medicine and Physiology, David Geffen School of Medicine at UCLA, Los Angeles, California **DOI:** 10.1152/physrev.00030.2013
Data: 2014 Apr **Sito web:** PubMed Central (PMC)
Editore: Physiological Reviews

[s10] - https://pmc.ncbi.nlm.nih.gov/articles/PMC5466941/

Autore: Michelle McMacken, Sapana Shah **Titolo:** A plant-based diet for the prevention and treatment of type 2 diabetes
DOI: 10.11909/j.issn.1671-5411.2017.05.009 **Data:** 2017 May
Sito web: PubMed Central (PMC) **Editore:** Journal of Geriatric Cardiology : JGC

[s11] - https://pmc.ncbi.nlm.nih.gov/articles/PMC5579641/

Autore:	Hana Kahleova, Susan Levin, Neal Barnard	**Titolo:**	Cardio-Metabolic Benefits of Plant-Based Diets
di:	Physicians Committee for Responsible Medicine	**DOI:**	10.3390/nu9080848
Data:	2017 Aug 9	**Sito web:**	PubMed Central (PMC)
Editore:	Nutrients		

[s12] - https://pmc.ncbi.nlm.nih.gov/articles/PMC6723444/

Autore:	Insaf Berrazaga, Valérie Micard, Marine Gueugneau, Stéphane Walrand	**Titolo:**	The Role of the Anabolic Properties of Plant- versus Animal-Based Protein Sources in Supporting Muscle Mass Maintenance: A Critical Review
di:	National Center for Biotechnology Information (NCBI)	**DOI:**	10.3390/nu11081825
Data:	2019 Aug 7	**Sito web:**	PubMed Central (PMC)
Editore:	Nutrients		

[s13] - https://pmc.ncbi.nlm.nih.gov/articles/PMC8623061/

Autore:	Winston J Craig, Ann Reed Mangels, Ujué Fresán, Kate Marsh, Fayth L Miles, Angela V Saunders, Ella H Haddad, Celine E Heskey, Patricia Johnston, Enette Larson-Meyer, Michael Orlich	**Titolo:**	The Safe and Effective Use of Plant-Based Diets with Guidelines for Health Professionals
DOI:	10.3390/nu13114144	**Data:**	2021 Nov 19
Sito web:	PubMed Central (PMC)	**Editore:**	Nutrients

[s14] - https://pmc.ncbi.nlm.nih.gov/articles/PMC8804093/

Autore:	Sapna Langyan, Pranjal Yadava, Fatima Nazish Khan, Zahoor A Dar, Renu Singh, Ashok Kumar	**Titolo:**	Sustaining Protein Nutrition Through Plant-Based Foods
DOI:	10.3389/fnut.2021.772573	**Data:**	2022 Jan 18
Sito web:	PubMed Central (PMC)	**Editore:**	Frontiers in Nutrition

[s15] - https://pmc.ncbi.nlm.nih.gov/articles/PMC10665534/

Autore:	Edyta Łuszczki, Faustina Boakye, Magdalena Zielińska, Katarzyna Dereń, Anna Bartosiewicz, Łukasz Oleksy, Artur Stolarczyk	**Titolo:**	Vegan diet: nutritional components, implementation, and effects on adults' health
DOI:	10.3389/fnut.2023.1294497	**Data:**	2023 Nov 9
Sito web:	PubMed Central (PMC)	**Editore:**	Frontiers in Nutrition

[s16] - https://pmc.ncbi.nlm.nih.gov/articles/PMC10103000/

Autore:	Minu S Thomas, Mariana Calle, Maria Luz Fernandez	**Titolo:**	Healthy plant-based diets improve dyslipidemias, insulin resistance, and inflammation in metabolic syndrome. A narrative review
DOI:	10.1016/j.advnut.2022.10.002	**Data:**	2022 Dec 17
Sito web:	PubMed Central (PMC)	**Editore:**	Advances in Nutrition

[s17] - https://pmc.ncbi.nlm.nih.gov/articles/PMC10516628/

Autore:	Tian Wang, Andrius Masedunskas, Walter C Willett, Luigi Fontana	**Titolo:**	Vegetarian and vegan diets: benefits and drawbacks
DOI:	10.1093/eurheartj/ehad436	**Data:**	2023 Jul 14
Sito web:	PubMed Central (PMC)	**Editore:**	European Heart Journal

[s18] - https://pmc.ncbi.nlm.nih.gov/articles/PMC10573653/

Autore:	Diana Zarantonello, Giuliano Brunori	**Titolo:**	The Role of Plant-Based Diets in Preventing and Mitigating Chronic Kidney Disease: More Light than Shadows
di:	Department of Nephrology, Santa Chiara Hospital, APSS	**DOI:**	10.3390/jcm12196137
Data:	2023 Sep 22	**Sito web:**	PubMed Central (PMC)
Editore:	Journal of Clinical Medicine		

[s19] - https://pmc.ncbi.nlm.nih.gov/articles/PMC5579641/

Autore:	Hana Kahleova, Susan Levin, Neal Barnard	**Titolo:**	Cardio-Metabolic Benefits of Plant-Based Diets
di:	Physicians Committee for Responsible Medicine, George Washington University School of Medicine and Health Sciences	**DOI:**	10.3390/nu9080848
Data:	2017 Aug 9	**Sito web:**	PubMed Central (PMC)
Editore:	Nutrients		

[s20] - https://pmc.ncbi.nlm.nih.gov/articles/PMC9002735/

Autore:	Michalina Banaszak, Ilona Górna, Juliusz Przysławski	**Titolo:**	Non-Pharmacological Treatments for Insulin Resistance: Effective Intervention of Plant-Based Diets—A Critical Review
di:	Poznan University of Medical Sciences	**DOI:**	10.3390/nu14071400
Data:	2022 Mar 27	**Sito web:**	PubMed Central (PMC)
Editore:	Nutrients		

[s21] - https://pmc.ncbi.nlm.nih.gov/articles/PMC6742661/

Autore:	Evelyn Medawar, Sebastian Huhn, Arno Villringer, A Veronica Witte	**Titolo:**	The effects of plant-based diets on the body and the brain: a systematic review
DOI:	10.1038/s41398-019-0552-0	**Data:**	2019 Sep 12
Sito web:	PubMed Central (PMC)	**Editore:**	Nature Publishing Group

[s22] - https://pmc.ncbi.nlm.nih.gov/articles/PMC10665534/

Autore:	Edyta Łuszczki, Faustina Boakye, Magdalena Zielińska, Katarzyna Dereń, Anna Bartosiewicz, Łukasz Oleksy, Artur Stolarczyk	**Titolo:**	Vegan diet: nutritional components, implementation, and effects on adults' health
di:	National Center for Biotechnology Information (NCBI)	**DOI:**	10.3389/fnut.2023.1294497
Data:	2023 Nov 9	**Sito web:**	PubMed Central (PMC)
Editore:	Frontiers in Nutrition		

[s23] - https://pmc.ncbi.nlm.nih.gov/articles/PMC5466941/

Autore:	Michelle McMacken, Sapana Shah	**Titolo:**	A plant-based diet for the prevention and treatment of type 2 diabetes
di:	New York University School of Medicine	**DOI:**	10.11909/j.issn.1671-5411.2017.05.009
Data:	2017 May	**Sito web:**	PubMed Central (PMC)
Editore:	Journal of Geriatric Cardiology : JGC		

[s24] - https://pmc.ncbi.nlm.nih.gov/articles/PMC10573653/

Autore:	Diana Zarantonello, Giuliano Brunori	**Titolo:**	The Role of Plant-Based Diets in Preventing and Mitigating Chronic Kidney Disease: More Light than Shadows
DOI:	10.3390/jcm12196137	**Data:**	2023 Sep 22
Sito web:	PubMed Central (PMC)	**Editore:**	Journal of Clinical Medicine

[s25] - https://pmc.ncbi.nlm.nih.gov/articles/PMC8623061/

Autore:	Winston J Craig, Ann Reed Mangels, Ujué Fresán, Kate Marsh, Fayth L Miles, Angela V Saunders, Ella H Haddad, Celine E Heskey, Patricia Johnston, Enette Larson-Meyer, Michael Orlich	**Titolo:**	The Safe and Effective Use of Plant-Based Diets with Guidelines for Health Professionals
DOI:	10.3390/nu13114144	**Data:**	2021 Nov 19
Sito web:	PubMed Central (PMC)	**Editore:**	Nutrients

[s26] - https://pmc.ncbi.nlm.nih.gov/articles/PMC10773664/

Autore:	Tariq Aziz, Nageen Hussain, Zunaira Hameed, Lin Lin	**Titolo:**	Elucidating the role of diet in maintaining gut health to reduce the risk of obesity, cardiovascular and other age-related inflammatory diseases: recent challenges and future recommendations
DOI:	10.1080/19490976.2023.2297864	**Data:**	2024 Jan 4
Sito web:	PubMed Central (PMC)		

[s27] - https://pmc.ncbi.nlm.nih.gov/articles/PMC8839325/

Autore:	Izzah Vasim, Chaudry N Majeed, Mark D DeBoer	**Titolo:**	Intermittent Fasting and Metabolic Health
di:	Wake Forest University School of Medicine, University of Virginia School of Medicine	**DOI:**	10.3390/nu14030631
Data:	2022 Jan 31	**Sito web:**	PubMed Central (PMC)
Editore:	Nutrients		

[s28] - https://pmc.ncbi.nlm.nih.gov/articles/PMC7999488/

Autore:	Giulia Marrone, Cristina Guerriero, Daniela Palazzetti, Paolo Lido, Alessandro Marolla, Francesca Di Daniele, Annalisa Noce	**Titolo:**	Vegan Diet Health Benefits in Metabolic Syndrome
di:	University of Rome Tor Vergata; National Library of Medicine (NLM); National Institutes of Health (NIH)	**DOI:**	10.3390/nu13030817
Data:	2021 Mar 2	**Sito web:**	PubMed Central (PMC)
Editore:	Nutrients		

[s29] - https://pmc.ncbi.nlm.nih.gov/articles/PMC10665534/

Autore:	Edyta Łuszczki, Faustina Boakye, Magdalena Zielińska, Katarzyna Dereń, Anna Bartosiewicz, Łukasz Oleksy, Artur Stolarczyk	**Titolo:**	Vegan diet: nutritional components, implementation, and effects on adults' health
di:	Institute of Health Sciences, Medical College of Rzeszów University, Rzeszów, Poland; Faculty of Health Sciences, Department of Physiotherapy, Jagiellonian University Medical College, Kraków, Poland; Orthopedic and Rehabilitation Department, Medical University of Warsaw, Warsaw, Poland	**DOI:**	10.3389/fnut.2023.1294497
Data:	2023 Nov 9	**Sito web:**	PubMed Central (PMC)
Editore:	Frontiers in Nutrition		

[s30] - https://pmc.ncbi.nlm.nih.gov/articles/PMC4488002/

Autore:	Romilly E Hodges, Deanna M Minich	**Titolo:**	Modulation of Metabolic Detoxification Pathways Using Foods and Food-Derived Components: A Scientific Review with Clinical Application
di:	University of Bridgeport; Institute for Functional Medicine; University of Western States	**DOI:**	10.1155/2015/760689
Data:	2015 Jun 16	**Sito web:**	PubMed Central (PMC)
Editore:	Journal of Nutrition and Metabolism		

[s31] - https://pmc.ncbi.nlm.nih.gov/articles/PMC4488002/

Autore:	Romilly E Hodges, Deanna M Minich	**Titolo:**	Modulation of Metabolic Detoxification Pathways Using Foods and Food-Derived Components: A Scientific Review with Clinical Application
di:	University of Bridgeport, Institute for Functional Medicine, University of Western States	**DOI:**	10.1155/2015/760689
Data:	2015 Jun 16	**Sito web:**	PubMed Central (PMC)
Editore:	Journal of Nutrition and Metabolism		

[s32] - https://pmc.ncbi.nlm.nih.gov/articles/PMC9953584/

Autore:	Merlin Jesso Abraham, Adham El Sherbini, Mohammad El-Diasty, Sussan Askari, Myron R Szewczuk	**Titolo:**	Restoring Epigenetic Reprogramming with Diet and Exercise to Improve Health-Related Metabolic Diseases
di:	Queen's University, Kingston Health Science Centre	**DOI:**	10.3390/biom13020318
Data:	2023 Feb 7	**Sito web:**	PubMed Central (PMC)
Editore:	Biomolecules		

[s33] - https://pmc.ncbi.nlm.nih.gov/articles/PMC8840645/
Autore: Christopher Weyh, Karsten Krüger, Peter Peeling, Lindy Castell
Titolo: The Role of Minerals in the Optimal Functioning of the Immune System
di: University of Giessen, University of Western Australia, Green Templeton College, University of Oxford
DOI: 10.3390/nu14030644
Data: 2022 Feb 2
Sito web: PubMed Central (PMC)
Editore: Nutrients

[s34] - https://pmc.ncbi.nlm.nih.gov/articles/PMC4772032/
Autore: David O Kennedy
Titolo: B Vitamins and the Brain: Mechanisms, Dose and Efficacy—A Review
di: Brain, Performance and Nutrition Research Centre, Northumbria University
DOI: 10.3390/nu8020068
Data: 2016 Jan 28
Sito web: PubMed Central (PMC)
Editore: Nutrients

[s35] - https://pmc.ncbi.nlm.nih.gov/articles/PMC4608274/
Autore: Rani Polak, Edward M Phillips, Amy Campbell
Titolo: Legumes: Health Benefits and Culinary Approaches to Increase Intake
di: Institute of Lifestyle Medicine, Joslin Diabetes Center, Department of Physical Medicine & Rehabilitation, Harvard Medical School, Boston, MA; Good Measures—Education Content Development and Training, Boston, MA
DOI: 10.2337/diaclin.33.4.198
Data: 2015 Oct
Sito web: PubMed Central (PMC)
Editore: Clinical Diabetes : A Publication of the American Diabetes Association

[s36] - https://pmc.ncbi.nlm.nih.gov/articles/PMC2941756/
Autore: Richard J Bloomer, Mohammad M Kabir, Robert E Canale, John F Trepanowski, Kate E Marshall, Tyler M Farney, Kelley G Hammond
Titolo: Effect of a 21 day Daniel Fast on metabolic and cardiovascular disease risk factors in men and women
di: The University of Memphis
DOI: 10.1186/1476-511X-9-94
Data: 2010 Sep 3
Sito web: PubMed Central (PMC)
Editore: Lipids in Health and Disease

[s37] - https://pmc.ncbi.nlm.nih.gov/articles/PMC4501369/
Autore: Rebecca M Leech, Anthony Worsley, Anna Timperio, Sarah A McNaughton
Titolo: Understanding meal patterns: definitions, methodology and impact on nutrient intake and diet quality
di: Centre for Physical Activity and Nutrition Research (C-PAN), School of Exercise and Nutrition Sciences, Deakin University
DOI: 10.1017/S0954422414000262
Data: 2015 Jun
Sito web: PubMed Central (PMC)

[s38] -
https://www.nia.nih.gov/health/healthy-eating-nutrition-and-diet/healthy-meal-planning-tips-older-adults

Titolo:	Healthy Meal Planning: Tips for Older Adults	**di:**	National Institute on Aging
Sito web:	National Institute on Aging	**Editore:**	National Institute of Health (NIH)

[s39] - https://pmc.ncbi.nlm.nih.gov/articles/PMC7213043/

Autore:	Emily N C Manoogian, Amandine Chaix, Satchidananda Panda	**Titolo:**	When to Eat: The Importance of Eating Patterns in Health and Disease
DOI:	10.1177/0748730419892105	**Data:**	2019 Dec 8
Sito web:	PubMed Central (PMC)		

[s40] - https://pmc.ncbi.nlm.nih.gov/articles/PMC9010393/

Autore:	Rochelle Davis, Michelle Rogers, Alison M Coates, Gloria K W Leung, Maxine P Bonham	**Titolo:**	The Impact of Meal Timing on Risk of Weight Gain and Development of Obesity: a Review of the Current Evidence and Opportunities for Dietary Intervention
DOI:	10.1007/s11892-022-01457-0	**Data:**	2022 Apr 11
Sito web:	PubMed Central (PMC)	**Editore:**	Current Diabetes Reports

[s41] - https://pmc.ncbi.nlm.nih.gov/articles/PMC5582404/

Autore:	Aránzazu Aparicio, Elena E Rodrí guez-Rodríguez, Javier Aranceta-Bartrina, Ángel Gil, Marcela Gonzá lez-Gross, Lluis Serra-Majem, Gregorio Varela-Moreiras, Rosa Maria Ortega	**Titolo:**	Differences in meal patterns and timing with regard to central obesity in the ANIBES ('Anthropometric data, macronutrients and micronutrients intake, practice of physical activity, socioeconomic data and lifestyles in Spain') Study
DOI:	10.1017/S1368980017000635	**Data:**	2017 Apr 17
Sito web:	PubMed Central (PMC)	**Editore:**	Public Health Nutrition

[s42] - https://pmc.ncbi.nlm.nih.gov/articles/PMC8017325/

Autore:	Ju Young Kim	**Titolo:**	Optimal Diet Strategies for Weight Loss and Weight Loss Maintenance
di:	Department of Family Medicine, Seoul National University Bundang Hospital, Seongnam, Korea	**DOI:**	10.7570/jomes20065
Data:	2020 Oct 27	**Sito web:**	PubMed Central (PMC)
Editore:	Journal of Obesity & Metabolic Syndrome		

[s43] - https://pmc.ncbi.nlm.nih.gov/articles/PMC8304791/

Autore:	Ellen Niederberger, Michael J Parnham	**Titolo:**	The Impact of Diet and Exercise on Drug Responses
DOI:	10.3390/ijms22147692	**Data:**	2021 Jul 19
Sito web:	PubMed Central (PMC)	**Editore:**	International Journal of Molecular Sciences

[s44] - https://www.niddk.nih.gov/health-information/weight-management/take-charge-health-guide-teenagers

Titolo:	Take Charge of Your Health: A Guide for Teenagers	**di:**	National Institute of Diabetes and Digestive and Kidney Diseases (NIDDK)
Data:	2024-12-13	**Sito web:**	NIDDK
Editore:	NIDDK		

[s45] - https://pmc.ncbi.nlm.nih.gov/articles/PMC10661909/

Autore:	Lydia Alexander, Sandra M Christensen, Larry Richardson, Amy Beth Ingersoll, Karli Burridge, Angela Golden, Sara Karjoo, Danielle Cortez, Michael Shelver, Harold Edward Bays	**Titolo:**	Nutrition and physical activity: An Obesity Medicine Association (OMA) Clinical Practice Statement 2022
di:	Obesity Medicine Association (OMA)	**DOI:**	10.1016/j.obpill.2021.100005
Data:	2022 Jan 10	**Sito web:**	PubMed Central (PMC)

[s46] - https://www.niddk.nih.gov/health-information/weight-management/myths-nutrition-physical-activity

Titolo:	Some Myths about Nutrition & Physical Activity	**di:**	National Institute of Diabetes and Digestive and Kidney Diseases (NIDDK)
Data:	2025-01-08	**Sito web:**	NIDDK
Editore:	NIDDK - National Institute of Diabetes and Digestive and Kidney Diseases		

[s47] - https://www.niddk.nih.gov/health-information/weight-management/keep-active-eat-healthy-feel-great

Titolo:	Keep Active & Eat Healthy to Improve Well-being & Feel Great - NIDDK	**di:**	National Institute of Diabetes and Digestive and Kidney Diseases (NIDDK)
Data:	2025-01-08	**Sito web:**	NIDDK
Editore:	NIDDK - National Institute of Diabetes and Digestive and Kidney Diseases		

[s48] - https://pmc.ncbi.nlm.nih.gov/articles/PMC8017325/

Autore:	Ju Young Kim	**Titolo:**	Optimal Diet Strategies for Weight Loss and Weight Loss Maintenance
di:	Department of Family Medicine, Seoul National University Bundang Hospital, Seongnam, Korea	**DOI:**	10.7570/jomes20065
Data:	2020 Oct 27	**Sito web:**	PubMed Central (PMC)
Editore:	Journal of Obesity & Metabolic Syndrome		

[s49] - https://pubmed.ncbi.nlm.nih.gov/17313722/

Autore:	Poortvliet PC, Bérubé-Parent S, Drapeau V, Lamarche B, Blundell JE, Tremblay A	**Titolo:**	Effects of a healthy meal course on spontaneous energy intake, satiety and palatability
DOI:	10.1017/S000711450738135X	**Data:**	2007 Mar
Sito web:	PubMed	**Editore:**	Br J Nutr

[s50] - https://pubmed.ncbi.nlm.nih.gov/34067077/

Autore:	Rossi L, Ferrari M, Martone D, Benvenuti L, De Santis A	**Titolo:**	The Promotions of Sustainable Lunch Meals in School Feeding Programs: The Case of Italy
di:	National Center for Biotechnology Information (NCBI)	**DOI:**	10.3390/nu13051571
Data:	05/07/2021	**Sito web:**	PubMed
Editore:	Nutrients		

[s51] - https://pmc.ncbi.nlm.nih.gov/articles/PMC10271820/

Autore:	Celia J Prynne, Caroline Handford, Valerie Dunn, Diane Bamber, Ian M Goodyer, Alison M Stephen	**Titolo:**	The quality of midday meals eaten at school by adolescents; school lunches compared with packed lunches and their contribution to total energy and nutrient intakes
di:	MRC Human Nutrition Research, Elsie Widdowson Laboratory; Department of Psychiatry, University of Cambridge	**DOI:**	10.1017/S1368980011002205
Data:	2011 Sep 7	**Sito web:**	PubMed Central (PMC)
Editore:	Public Health Nutrition		

[s52] - https://pmc.ncbi.nlm.nih.gov/articles/PMC4501369/

Autore:	Rebecca M Leech, Anthony Worsley, Anna Timperio, Sarah A McNaughton	**Titolo:**	Understanding meal patterns: definitions, methodology and impact on nutrient intake and diet quality
di:	Deakin University	**DOI:**	10.1017/S0954422414000262
Data:	2015 Jun	**Sito web:**	PubMed Central (PMC)

[s53] - https://pmc.ncbi.nlm.nih.gov/articles/PMC10818516/

Autore:	Giuseppina Federici, Vincenzo Marcotrigiano, Erica Bino, Alberto Lovat, Angela Padoin, Gerardo Salerno, Pamela D'Incà, Christian Napoli, Sandro Cinquetti	**Titolo:**	Healthy Snack Project: Improving Healthy Choices through Multidisciplinary Food Education Actions
di:	Local Health Authority "ULSS 1 Dolomiti", Sapienza University of Rome	**DOI:**	10.3390/nu16020255
Data:	2024 Jan 14	**Sito web:**	PMC (PubMed Central)
Editore:	Nutrients		

[s54] - https://pmc.ncbi.nlm.nih.gov/articles/PMC5227968/

Autore:	Melissa Anne Fernandez, André Marette	**Titolo:**	Potential Health Benefits of Combining Yogurt and Fruits Based on Their Probiotic and Prebiotic Properties
DOI:	10.3945/an.115.011114	**Data:**	2017 Jan 11
Sito web:	PubMed Central (PMC)	**Editore:**	Advances in Nutrition

[s55] - https://pubmed.ncbi.nlm.nih.gov/29486784/

Autore:	Si Hassen W, Castetbon K, Tichit C, Péneau S, Nechba A, Ducrot P, Lampuré A, Bellisle F, Hercberg S, Méjean C	**Titolo:**	Energy, nutrient and food content of snacks in French adults
di:	PubMed	**DOI:**	10.1186/s12937-018-0336-z
Data:	02/27/2018	**Sito web:**	PubMed
Editore:	Nutr J		

[s56] - https://pubmed.ncbi.nlm.nih.gov/25266206/

Autore:	Ortinau LC, Hoertel HA, Douglas SM, Leidy HJ	**Titolo:**	Effects of high-protein vs. high- fat snacks on appetite control, satiety, and eating initiation in healthy women
di:	PubMed	**DOI:**	10.1186/1475-2891-13-97
Data:	09/29/2014	**Sito web:**	PubMed
Editore:	Nutr J		

[s57] - https://pmc.ncbi.nlm.nih.gov/articles/PMC5015032/
Autore: Valentine Yanchou Njike, Teresa M Smith, Omree Shuval, Kerem Shuval, Ingrid Edshteyn, Vahid Kalantari, Amy L Yaroch
Titolo: Snack Food, Satiety, and Weight
DOI: 10.3945/an.115.009340
Data: 2016 Sep 7
Sito web: PubMed Central (PMC)
Editore: Advances in Nutrition

[s58] - https://pubmed.ncbi.nlm.nih.gov/24084509/
Autore: Tan SY; Mattes RD.
Titolo: Appetitive, dietary and health effects of almonds consumed with meals or as snacks: a randomized, controlled trial
DOI: 10.1038/ejcn.2013.184
Data: 2013 Nov
Sito web: PubMed
Editore: Eur J Clin Nutr

[s59] - https://pubmed.ncbi.nlm.nih.gov/16376636/
Autore: Ziegler P;Briefel R;Ponza M;Novak T;Hendricks K
Titolo: Nutrient intakes and food patterns of toddlers' lunches and snacks: influence of location
di: National Center for Biotechnology Information (NCBI)
DOI: 10.1016/j.jada.2005.09.036
Data: 2006 Jan
Sito web: PubMed
Editore: J Am Diet Assoc

[s60] - https://pubmed.ncbi.nlm.nih.gov/23742659/
Autore: Ortinau LC, Culp JM, Hoertel HA, Douglas SM, Leidy HJ
Titolo: The effects of increased dietary protein yogurt snack in the afternoon on appetite control and eating initiation in healthy women
DOI: 10.1186/1475-2891-12-71
Data: 06/06/2013
Sito web: PubMed
Editore: Nutr J

[s61] - https://pmc.ncbi.nlm.nih.gov/articles/PMC7810167/
Autore: Jawaid Shaw, Victoria Tate, Jennifer Hanson, Jasmohan S Bajaj
Titolo: What diet should I recommend my patient with Hepatic Encephalopathy?
di: Virginia Commonwealth University; McGuire VA Medical Center
DOI: 10.1007/s11901-020-00510-4
Data: 2020 Mar 5
Sito web: PubMed Central (PMC)

[s62] - https://pmc.ncbi.nlm.nih.gov/articles/PMC10420913/
Autore: Laura Leoni, Filippo Valoriani, Riccardo Barbieri, Martina Pambianco, Martina Vinciguerra, Chiara Sicuro, Antonio Colecchia, Renata Menozzi, Federico Ravaioli
Titolo: Unlocking the Power of Late-Evening Snacks: Practical Ready-to-Prescribe Chart Menu for Patients with Cirrhosis
di: University Hospital of Modena and Reggio Emilia; University of Modena & Reggio Emilia; University of Bologna
DOI: 10.3390/nu15153471
Data: 2023 Aug 5
Sito web: PMC (PubMed Central)

[s63] - https://pmc.ncbi.nlm.nih.gov/articles/PMC5946297/

Autore:	Roswitha Siener	**Titolo:**	Dietary Treatment of Metabolic Acidosis in Chronic Kidney Disease
di:	University Stone Centre, Department of Urology, University of Bonn	**DOI:**	10.3390/nu10040512
Data:	2018 Apr 20	**Sito web:**	PubMed Central (PMC)
Editore:	Nutrients		

[s64] - https://pmc.ncbi.nlm.nih.gov/articles/PMC8308732/

Autore:	Małgorzata Szczuko, Justyna Kikut, Urszula Szczuko, Iwona Szydłowska, Jolanta Nawrocka-Rutkowska, Maciej Ziętek, Donatella Verbanac, Luciano Saso	**Titolo:**	Nutrition Strategy and Life Style in Polycystic Ovary Syndrome—Narrative Review
di:	Pomeranian Medical University in Szczecin; University of Zagreb; Sapienza University	**DOI:**	10.3390/nu13072452
Data:	2021 Jul 18	**Sito web:**	PubMed Central (PMC)
Editore:	MDPI		

[s65] - https://pmc.ncbi.nlm.nih.gov/articles/PMC7146511/

Autore:	Pietro Manuel Ferraro, Matteo Bargagli, Alberto Trinchieri, Giovanni Gambaro	**Titolo:**	Risk of Kidney Stones: Influence of Dietary Factors, Dietary Patterns, and Vegetarian–Vegan Diets
DOI:	10.3390/nu12030779	**Data:**	2020 Mar 15
Sito web:	PubMed Central (PMC)		

[s66] - https://www.mdpi.com/2072-6643/16/24/4323

Autore:	María Ángeles Martín, Sonia Ramos	**Titolo:**	Effects of Phytochemicals on Metabolic Diseases and Human Health
di:	Multidisciplinary Digital Publishing Institute	**DOI:**	10.3390/nu16244323
Data:	2024-12-14	**Sito web:**	MDPI
Editore:	Multidisciplinary Digital Publishing Institute		

[s67] - https://pmc.ncbi.nlm.nih.gov/articles/PMC10665534/

Autore:	Edyta Łuszczki, Faustina Boakye, Magdalena Zielińska, Katarzyna Dereń, Anna Bartosiewicz, Łukasz Oleksy, Artur Stolarczyk	**Titolo:**	Vegan diet: nutritional components, implementation, and effects on adults' health
DOI:	10.3389/fnut.2023.1294497	**Data:**	2023 Nov 9
Sito web:	PubMed Central (PMC)	**Editore:**	Frontiers in Nutrition

[s68] - https://pmc.ncbi.nlm.nih.gov/articles/PMC7922953/

Autore:	Marina Reguero, Marta Gómez de Cedrón, Sonia Wagner, Guillermo Reglero, José Carlos Quintela, Ana Ramírez de Molina	**Titolo:**	Precision Nutrition to Activate Thermogenesis as a Complementary Approach to Target Obesity and Associated-Metabolic-Disorders
DOI:	10.3390/cancers13040866	**Data:**	2021 Feb 18
Sito web:	PubMed Central (PMC)	**Editore:**	MDPI

[s69] - https://pmc.ncbi.nlm.nih.gov/articles/PMC4517036/

Autore:	Tiziana Montalcini, Daniele De Bonis, Yvelise Ferro, Ilaria Carè, Elisa Mazza, Francesca Accattato, Marta Greco, Daniela Foti, Stefano Romeo, Elio Gulletta, Arturo Pujia	**Titolo:**	High Vegetable Fats Intake Is Associated with High Resting Energy Expenditure in Vegetarians
di:	University Magna Grecia, Catanzaro, Italy; University of Gothenburg, Gothenburg, Sweden	**DOI:**	10.3390/nu7075259
Data:	2015 Jul 17	**Sito web:**	PubMed Central (PMC)
Editore:	MDPI		

[s70] - https://pmc.ncbi.nlm.nih.gov/articles/PMC4516560/

Autore:	Ruth E Patterson, Gail A Laughlin, Dorothy D Sears, Andrea Z LaCroix, Catherine Marinac, Linda C Gallo, Sheri J Hartman, Loki Natarajan, Carolyn M Senger, María Elena Martí nez, Adriana Villaseñor	**Titolo:**	INTERMITTENT FASTING AND HUMAN METABOLIC HEALTH
di:	Moores UCSD Cancer Center, University of California, San Diego	**DOI:**	10.1016/j.jand.2015.02.018
Data:	2015-04-06	**Sito web:**	PubMed Central (PMC)

[s71] - https://pmc.ncbi.nlm.nih.gov/articles/PMC5388543/

Autore:	Valter D Longo, Satchidananda Panda	**Titolo:**	Fasting, circadian rhythms, and time restricted feeding in healthy lifespan
di:	University of Southern California, IFOM, FIRC Institute of Molecular Oncology, Salk institute for Biological Studies	**DOI:**	10.1016/j.cmet.2016.06.001
Data:	2016 Jun 14	**Sito web:**	PubMed Central (PMC)
Editore:	Cell metabolism		

[s72] - https://pmc.ncbi.nlm.nih.gov/articles/PMC10528391/

Autore:	Maria M Mihaylova, Amandine Chaix, Mirela Delibegovic, Jon J Ramsey, Joseph Bass, Girish Melkani, Rajat Singh, Zheng Chen, William W Ja, Michele Shirasu-Hiza, Mary N Latimer, Julie A Mattison, Anna E Thalacker-Mercer, Vishwa Deep Dixit, Satchidananda Panda, Dudley W Lamming	**Titolo:**	When a calorie is not just a calorie: diet quality and timing as mediators of metabolism and healthy aging
DOI:	10.1016/j.cmet.2023.06.008	**Data:**	2023 Jun 30
Sito web:	PubMed Central (PMC)	**Editore:**	Cell metabolism

[s73] - https://pmc.ncbi.nlm.nih.gov/articles/PMC10803520/

Autore:	Elham Hosseini, Achraf Ammar, Jessica K Josephson, Deanna L Gibson, Gholamreza Askari, Nicola L Bragazzi, Khaled Trabelsi, Wolfgang I Schöllhorn, Zeinab Mokhtari	**Titolo:**	Fasting diets: what are the impacts on eating behaviors, sleep, mood, and well-being?
DOI:	10.3389/fnut.2023.1256101	**Data:**	2024 Jan 9
Sito web:	PubMed Central (PMC)	**Editore:**	Frontiers in Nutrition

[s74] - https://pmc.ncbi.nlm.nih.gov/articles/PMC8839325/

Autore:	Izzah Vasim, Chaudry N Majeed, Mark D DeBoer	**Titolo:**	Intermittent Fasting and Metabolic Health
di:	Wake Forest University School of Medicine; University of Virginia School of Medicine	**DOI:**	10.3390/nu14030631
Data:	2022 Jan 31	**Sito web:**	PubMed Central (PMC)
Editore:	Nutrients		

[s75] - https://pmc.ncbi.nlm.nih.gov/articles/PMC8878449/

Autore:	Emilia Papakonstantinou, Christina Oikonomou, George Nychas, George D Dimitriadis	**Titolo:**	Effects of Diet, Lifestyle, Chrononutrition and Alternative Dietary Interventions on Postprandial Glycemia and Insulin Resistance
di:	Agricultural University of Athens; National and Kapodistrian University of Athens	**DOI:**	10.3390/nu14040823
Data:	2022 Feb 16	**Sito web:**	PMC (PubMed Central)
Editore:	Nutrients		

[s76] - https://pubmed.ncbi.nlm.nih.gov/21483792/

Autore:	Wielinga PY; Yakala GK; Heeringa P; Kleemann R; Kooistra T	**Titolo:**	Beneficial effects of alternate dietary regimen on liver inflammation, atherosclerosis and renal activation
DOI:	10.1371/journal.pone.0018432	**Data:**	03/31/2011
Sito web:	PubMed	**Editore:**	PLoS One

[s77] - https://pmc.ncbi.nlm.nih.gov/articles/PMC3144606/

Autore:	M S Chaya, H R Nagendra	**Titolo:**	Long-term effect of yogic practices on diurnal metabolic rates of healthy subjects
DOI:	10.4103/0973-6131.36761	**Data:**	2008 Jan-Jun
Sito web:	PubMed Central (PMC)	**Editore:**	International Journal of Yoga

[s78] - https://pmc.ncbi.nlm.nih.gov/articles/PMC10713007/

Autore:	Fadi J Charchar, Priscilla R Prestes, Charlotte Mills, Siew Mooi Ching, Dinesh Neupane, Francine Z Marques, James E Sharman, Liffert Vogt, Louise M Burrell, Lyudmila Korostovtseva, Manja Zec, Mansi Patil, Martin G Schultz, Matthew P Wallen, Nicolás F Renna, Sheikh Mohammed Shariful Islam, Swapnil Hiremath, Tshewang Gyeltshen, Yook-Chin Chia, Abhinav Gupta, Aletta E Schutte, Britt Klein, Claudio Borghi, Colette J Browning, Marta Czesnikiewicz-Guzik, Hae-Young Lee, Hiroshi Itoh, Katsuyuki Miura, Mattias Brunström, Norm RC Campbell, Olutope Arinola Akinnibossun, Praveen Veerabhadrappa, Richard D Wainford, Ruan Kruger, Shane A Thomas, Takahiro Komori, Udaya Ralapanawa, Véronique A Cornelissen, Vikas Kapil, Yan Li, Yuqing Zhang, Tazeen H Jafar, Nadia Khan, Bryan Williams	**Titolo:**	Lifestyle management of hypertension: International Society of Hypertension position paper endorsed by the World Hypertension League and European Society of Hypertension
Sito web:	PMC (PubMed Central)		

[s79] - https://pmc.ncbi.nlm.nih.gov/articles/PMC4895748/

Autore:	Hari Sharma	**Titolo:**	Meditation: Process and effects
di:	Center for Integrative Medicine, Department of Family Medicine, College of Medicine, The Ohio State University, Columbus, Ohio, USA	**DOI:**	10.4103/0974-8520.182756
Data:	2015 Jul-Sep	**Sito web:**	PubMed Central (PMC)
Editore:	Ayu		

[s80] - https://pmc.ncbi.nlm.nih.gov/articles/PMC5859128/

Autore:	Sigrid Breit, Aleksandra Kupferberg, Gerhard Rogler, Gregor Hasler	**Titolo:**	Vagus Nerve as Modulator of the Brain–Gut Axis in Psychiatric and Inflammatory Disorders
di:	University Hospital of Psychiatry, University of Bern; University Hospital Zurich	**DOI:**	10.3389/fpsyt.2018.00044
Data:	2018 Mar 13	**Sito web:**	PMC (PubMed Central)
Editore:	Frontiers in Psychiatry		

[s81] - https://pmc.ncbi.nlm.nih.gov/articles/PMC2941756/

Autore:	Richard J Bloomer, Mohammad M Kabir, Robert E Canale, John F Trepanowski, Kate E Marshall, Tyler M Farney, Kelley G Hammond	**Titolo:**	Effect of a 21 day Daniel Fast on metabolic and cardiovascular disease risk factors in men and women
di:	The University of Memphis	**DOI:**	10.1186/1476-511X-9-94
Data:	2010 Sep 3	**Sito web:**	PubMed Central (PMC)
Editore:	Lipids in Health and Disease		

[s82] - https://pmc.ncbi.nlm.nih.gov/articles/PMC9953584/

Autore:	Merlin Jesso Abraham; Adham El Sherbini; Mohammad El-Diasty; Sussan Askari; Myron R Szewczuk	**Titolo:**	Restoring Epigenetic Reprogramming with Diet and Exercise to Improve Health-Related Metabolic Diseases
di:	Queen's University; Kingston Health Science Centre	**DOI:**	10.3390/biom13020318
Data:	2023 Feb 7	**Sito web:**	PubMed Central (PMC)

[s83] - https://pmc.ncbi.nlm.nih.gov/articles/PMC4516560/

Autore:	Ruth E Patterson, Gail A Laughlin, Dorothy D Sears, Andrea Z LaCroix, Catherine Marinac, Linda C Gallo, Sheri J Hartman, Loki Natarajan, Carolyn M Senger, María Elena Martí nez, Adriana Villaseñor	**Titolo:**	INTERMITTENT FASTING AND HUMAN METABOLIC HEALTH
di:	Moores UCSD Cancer Center, University of California, San Diego	**DOI:**	10.1016/j.jand.2015.02.018
Data:	2015 Apr 6	**Sito web:**	PubMed Central (PMC)

[s84] - https://pmc.ncbi.nlm.nih.gov/articles/PMC10665534/

Autore:	Edyta Łuszczki, Faustina Boakye, Magdalena Zielińska, Katarzyna Dereń, Anna Bartosiewicz, Łukasz Oleksy, Artur Stolarczyk	**Titolo:**	Vegan diet: nutritional components, implementation, and effects on adults' health
di:	Institute of Health Sciences, Medical College of Rzeszów University, Rzeszów, Poland; Faculty of Health Sciences, Department of Physiotherapy, Jagiellonian University Medical College, Kraków, Poland; Orthopedic and Rehabilitation Department, Medical University of Warsaw, Warsaw, Poland	**DOI:**	10.3389/fnut.2023.1294497
Data:	2023 Nov 9	**Sito web:**	PubMed Central (PMC)
Editore:	Frontiers in Nutrition		

[s85] - https://pmc.ncbi.nlm.nih.gov/articles/PMC6378495/

Autore:	James M Rippe	**Titolo:**	Lifestyle Strategies for Risk Factor Reduction, Prevention, and Treatment of Cardiovascular Disease
di:	Rippe Lifestyle Institute, Shrewsbury, Massachusetts	**DOI:**	10.1177/1559827618812395
Data:	2018 Dec 2	**Sito web:**	PubMed Central (PMC)
Editore:	American Journal of Lifestyle Medicine		

Fonti delle immagini

Le immagini non elencate sono state create internamente o acquisite con licenza appropriata. Tutti i diritti sono riservati per queste immagini.

Per tutte le altre immagini elencate qui:
Nessuna delle immagini è stata modificata, è stata adattata solo la risoluzione. Nella versione eBook, le immagini sono state compilate in collage numerati. Tutte le immagini rimangono soggette alla loro licenza originale e vengono utilizzate secondo i rispettivi termini di licenza. Se riscontri errori di attribuzione o altre discrepanze, contattaci.

Data della revisione finale dell'immagine: 2025-02-11.

Licenza utilizzata

CC0 http://creativecommons.org/publicdomain/zero/1.0/deed.en

Crediti immagini

[i1] - 001_001_001_image_insulin.jpeg
https://upload.wikimedia.org/wikipedia/commons/5/57/Human-insulin-hexamer-3D-ribbons.png
Date: 2007-04-22 **di:** Benjah-bmm27
License: Public domain

[i2] - 001_001_001_image_ketonkoerper.jpeg
https://upload.wikimedia.org/wikipedia/commons/c/cb/Ketone_bodies.png
Date: 2007-10-02 **di:** Edgar181
License: Public domain

[i3] - 001_001_001_image_ballaststoffe.jpeg
https://upload.wikimedia.org/wikipedia/commons/3/3d/Fruit%2C_Vegetables_and_Grain_NCI_Visuals_Online.jpg
Date: 1989 **di:** Lobo
Artista: Unknown authorUnknown author **License:** Public domain

---

[i4] - 001_001_002_image_adiponektin.jpeg
https://upload.wikimedia.org/wikipedia/commons/1/13/PBB_Protein_ADIPOQ_image.jpg
Date: 21 October 2007 **di:** File Upload Bot (Magnus Manske)
Artista: ProteinBoxBot **License:** Public domain

[i5] - 001_001_002_image_kurzkettige_fettsaeuren.jpeg
https://upload.wikimedia.org/wikipedia/commons/3/32/Valeric-acid-3D-balls-B.png
Date: 2010-08-01 **di:** Jynto
License: Public domain

[i6] - 001_002_003_image_butyrat.jpeg
https://upload.wikimedia.org/wikipedia/commons/d/d4/Butyric-acid-3D-balls.png

Date:	2007-07-29	**di:**	Benjah-bmm27
Artista:	Ben Mills	**License:**	Public domain

[i7] - 001_003_003_image_enzym.jpeg
https://upload.wikimedia.org/wikipedia/commons/7/78/Purine_Nucleoside_Phosphorylase.jpg

Date:	2004-12-17	**di:**	Chris 73
License:	Public domain		

[i8] - 001_003_003_image_coenzym.jpeg
https://upload.wikimedia.org/wikipedia/commons/1/1f/Coenzyme-A-3D-vdW.png

Date:	2007-02-18	**di:**	Benjah-bmm27
License:	Public domain		

[i9] - 002_001_001_image_frischhaltedose.jpeg
https://upload.wikimedia.org/wikipedia/commons/b/b4/FEMA_-_39207_-_Food_storage_containers_stacked_on_shipping_pallets_in_Texas.jpg

Date:	2008-10-10	**di:**	BotMultichillT
Artista:	Greg Henshall	**License:**	Public domain

[i10] - 002_001_001_image_schneidebrett.jpeg
https://upload.wikimedia.org/wikipedia/commons/9/9e/Wooden_cutting_board_2017.jpg

Date:	2017-08-29	**di:**	Fructibus
License:	CC0		

[i11] - 002_001_002_image_huelsenfruechte.jpeg
https://upload.wikimedia.org/wikipedia/commons/e/e7/Various_legumes.jpg

Date:	2013-12-13	**di:**	FarnhamJ
Artista:	Keith Weller, Agricultural Research Service, USDA	**License:**	Public domain

[i12] - 002_001_002_image_kuechenutensilien.jpeg
https://upload.wikimedia.org/wikipedia/commons/a/a2/Bronze_Cooking_Utensil_%289967194513%29.jpg

Date:	2009-03-12	**di:**	Aldermanseven
Artista:	Gary Todd	**License:**	CC0

[i13] - 002_001_002_image_nuesse.jpeg
https://upload.wikimedia.org/wikipedia/commons/a/ae/Pecans%2C_hazelnuts%2C_walnuts%2C_almonds%2C_Brazil_nuts_on_a_table_with_logs_2.jpg

Date:	2016-12-22	**di:**	Baileynorwood
License:	CC0		

[i14] - 002_001_002_image_quinoa.jpeg
https://upload.wikimedia.org/wikipedia/commons/1/16/Bolivian_tricolor_quinoa_%282%29.jpg

Date:	2024-04-09	**di:**	Fumikas Sagisavas
License:	CC0		

[i15] - 002_001_003_image_gemueselasagne.jpeg
https://upload.wikimedia.org/wikipedia/commons/a/ae/Lasagna_Serving.jpg

Date:	2016-07-03	**di:**	Miansari66
License:	CC0		

[i16] - 002_002_002_image_heisshunger.jpeg
https://upload.wikimedia.org/wikipedia/commons/d/d2/Cravings_%28Unsplash%29.jpg

Date:	Taken	**di:**	Fæ
Artista:	brookelark	**License:**	CC0

[i17] - 002_003_003_image_meditation.jpeg
https://upload.wikimedia.org/wikipedia/commons/0/00/Meditation_Focus_Point.jpg

Date:	2024-12-12	**di:**	Bondigoldwiki
License:	CC0		

[i18] - 003_001_001_image_avocado.jpeg
https://upload.wikimedia.org/wikipedia/commons/4/42/Garden_breakfast_-_Garden_Caf%C3%A9_Brighton_2023-12-30.jpg

Date:	2023-12-30	**di:**	Onthewings
Artista:	Andy Li	**License:**	CC0

[i19] - 003_001_001_image_haferflocken.jpeg
https://upload.wikimedia.org/wikipedia/commons/8/8b/GD_%E5%BB%A3%E6%9D%B1_Guangdong_%E6%B1%95%E9%A0%AD%E7%8C%9B%E7%8D%85%E5%87%B1%E8%90%8A%E9%85%92%E5%BA%97_Shantou_Menshine_Gloria_Plaza_Hotel_%E9%A4%90%E5%BB%B3_restaurant_%E6%97%A9%E9%A4%90_breakfast_buffet_oatmeal_n_milk_December_2023_Red7_03.jpg

Date:	2023-12-26	**di:**	Tang HungTze Fat
License:	CC0		

[i20] - 003_001_001_image_porridge.jpeg
https://upload.wikimedia.org/wikipedia/commons/0/03/Jennifer_Pallian_2016-10-07_%28Unsplash_DfbrRpHTLy0%29.jpg

Date:	2016-10-07	**di:**	Fæ
Artista:	foodess	**License:**	CC0

[i21] - 003_001_002_image_gemuese.jpeg
https://upload.wikimedia.org/wikipedia/commons/6/64/Tacos_with_refried_beans_and_textured_vegetable_protein%2C_plus_salad_with_homemade_tea_egg%2C_plus_cheddar_cheese%2C_olive_oil%2C_and_black_pepper_-_Massachusetts.jpg

Date:	Taken	**di:**	Daderot
License:	CC0		

[i22] - 003_001_003_image_linsen.jpeg
https://upload.wikimedia.org/wikipedia/commons/7/71/Healthy_Lentil_Salad_%28Unsplash%29.jpg

Date:	2017-02-14	**di:**	Fæ
Artista:	jamessutton_photography	**License:**	CC0

[i23] - 003_002_001_image_beeren.jpeg
https://upload.wikimedia.org/wikipedia/commons/4/45/Alaska_wild_berries.jpg

Date:	2005-12-11	**di:**	Neutrality
Artista:	U.S. Fish and Wildlife Service	**License:**	Public domain

[i24] - 003_002_001_image_naturjoghurt.jpeg
https://upload.wikimedia.org/wikipedia/commons/1/1b/Plain_Yogurt.jpg

Date:	2015-03-04	**di:**	Ser Amantio di Nicolao
Artista:	Alabama Extension	**License:**	CC0

[i25] - 003_002_002_image_hummus.jpeg
https://upload.wikimedia.org/wikipedia/commons/4/4d/Falafel_and_Homemade_Hummus_-_Lavash_2024-09-11.jpg

Date:	2024-09-11	**di:**	Onthewings
Artista:	Andy Li	**License:**	CC0

[i26] - 003_002_002_image_mandeln.jpeg
https://upload.wikimedia.org/wikipedia/commons/4/4d/Almonds02.jpg

Date:	2006-08-09	**di:**	Danielle dk
Artista:	Danielle_dk	**License:**	Public domain

[i27] - 003_002_002_image_protein.jpeg
https://upload.wikimedia.org/wikipedia/commons/8/81/Chili_with_textured_vegetable_protein_and_black_pepper_-_Massachusetts.jpg

Date:	1 December 2021	**di:**	Daderot
License:	CC0		

[i28] - 003_002_002_image_walnuesse.jpeg
https://upload.wikimedia.org/wikipedia/commons/1/1b/Juglans_regia_2009_G2.jpg

Date:	2009-06-25	**di:**	George Chernilevsky
License:	Public domain		

[i29] - 003_002_003_image_tofu.jpeg
https://upload.wikimedia.org/wikipedia/commons/4/45/Hotel_Tofu_Dinner_%28Taipei%2C_Taiwan.jpg

Date:	2022-08-25	**di:**	Battlesnake1
License:	CC0		

[i30] - 003_003_001_image_bicarbonat.jpeg
https://upload.wikimedia.org/wikipedia/commons/d/db/Sodium_bicarbonate_CN_brightened.png

Date:	2010-04-08	**di:**	Kittycataclysm
Artista:	Tszrkx	**License:**	CC0

[i31] - 003_003_001_image_citrat.jpeg
https://upload.wikimedia.org/wikipedia/commons/7/7a/Citric-acid-3D-balls.png

Date:	2007-04-09	**di:**	Benjah-bmm27
License:	Public domain		

[i32] - 003_003_001_image_ingwer.jpeg
https://upload.wikimedia.org/wikipedia/commons/a/a2/Ginger-cross-section.jpg

Date:	31 March 2007	**di:**	Snarkmaster
License:	Public domain		

[i33] - 003_003_001_image_infused_water.jpeg
https://upload.wikimedia.org/wikipedia/commons/9/96/Mate_de_hojas_de_coca_boliviana.jpg

Date:	24 February 2023	**di:**	Bea.miau
License:	CC0		

[i34] - 003_003_003_image_nierensteine.jpeg
https://upload.wikimedia.org/wikipedia/commons/1/1b/Kidney_stone_4mm_05.jpg

Date:	sconosciuto	**di:**	Eduardschnack
Artista:	Jacek Proszyk	**License:**	CC0

[i35] - 003_003_003_image_niere.jpeg
https://upload.wikimedia.org/wikipedia/commons/1/12/Kidney_copy.png

Date:	11/2/2008	**di:**	Madhero88
License:	Public domain		

[i36] - 004_001_001_image_capsaicin.jpeg
https://upload.wikimedia.org/wikipedia/commons/2/28/Capsaicin-3D-vdW.png

Date:	2010-01-02	**di:**	Esquilo
License:	Public domain		

[i37] - 004_001_001_image_curcumin.jpeg
https://upload.wikimedia.org/wikipedia/commons/8/89/Curcumin-enol-3D-balls.png

Date:	2011-01-27	**di:**	Jynto
License:	CC0		

[i38] - 004_001_001_image_methyleugenol.jpeg
https://upload.wikimedia.org/wikipedia/commons/8/86/Methyl-eugenol-3D-balls.png

Date:	2011-06-10	**di:**	Jynto
License:	CC0		

[i39] - 004_003_001_image_lycopin.jpeg
https://upload.wikimedia.org/wikipedia/commons/c/cd/Lycopene-3D-balls.png
Date: 2010-07-13 **di:** Jynto
License: Public domain

[i40] - 004_003_001_image_phytinsaeure.jpeg
https://upload.wikimedia.org/wikipedia/commons/5/5d/Phytic_acid_molecule_ball.png
Date: 2015-02-05 **di:** Jynto
License: CC0

[i41] - 004_003_002_image_asana.jpeg
https://upload.wikimedia.org/wikipedia/commons/6/6b/Yoga_asana_art.jpg
Date: 2017-03-17 **di:** Ms Sarah Welch
Artista: Ayurvedic India **License:** CC0

[i42] - 005_001_001_image_rezepte.jpeg
https://upload.wikimedia.org/wikipedia/commons/c/c0/Vegetarian_Meatballs.jpg
Date: 2008-10-27 **di:** Unforgettableid
License: Public domain

[i43] - 005_001_001_image_zubereitungstechniken.jpeg
https://upload.wikimedia.org/wikipedia/commons/e/e7/Steam-boiling_green_asparagus.jpg
Date: 2018-05-03 **di:** W.carter
License: CC0

[i44] - 005_001_003_image_essgewohnheit.jpeg
https://upload.wikimedia.org/wikipedia/commons/4/4e/Vegetarian_diet.jpg
Date: 2006-03-20 **di:** Dbenbenn
Artista: Scott Bauer, USDA ARS **License:** Public domain

[i45] - 005_003_003_image_vegetarische_gerichte.jpeg
https://upload.wikimedia.org/wikipedia/commons/f/fa/Home_made_Paneer_Chilli.jpg
Date: 2023-03-18 **di:** Medhi jyoti
License: CC0

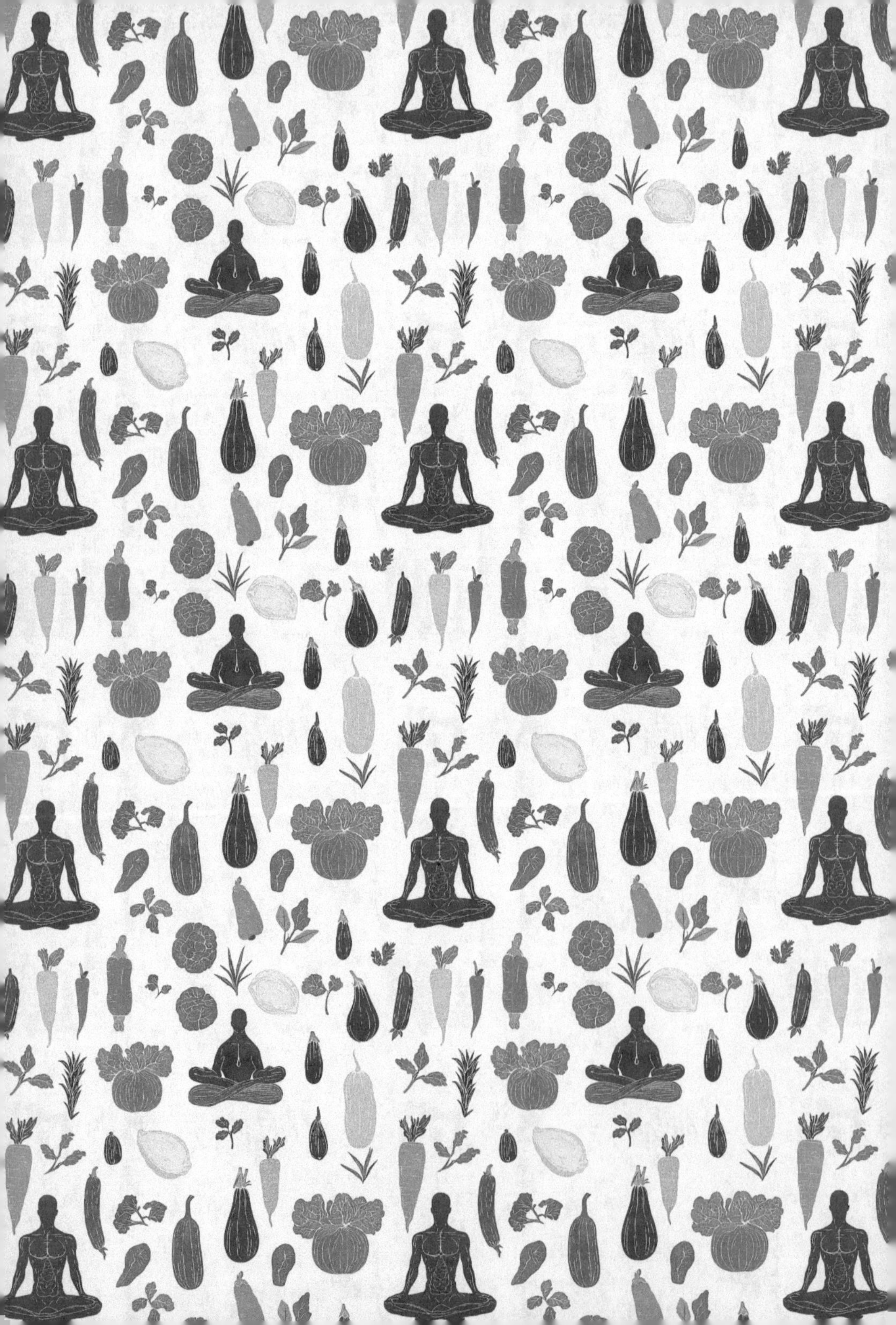

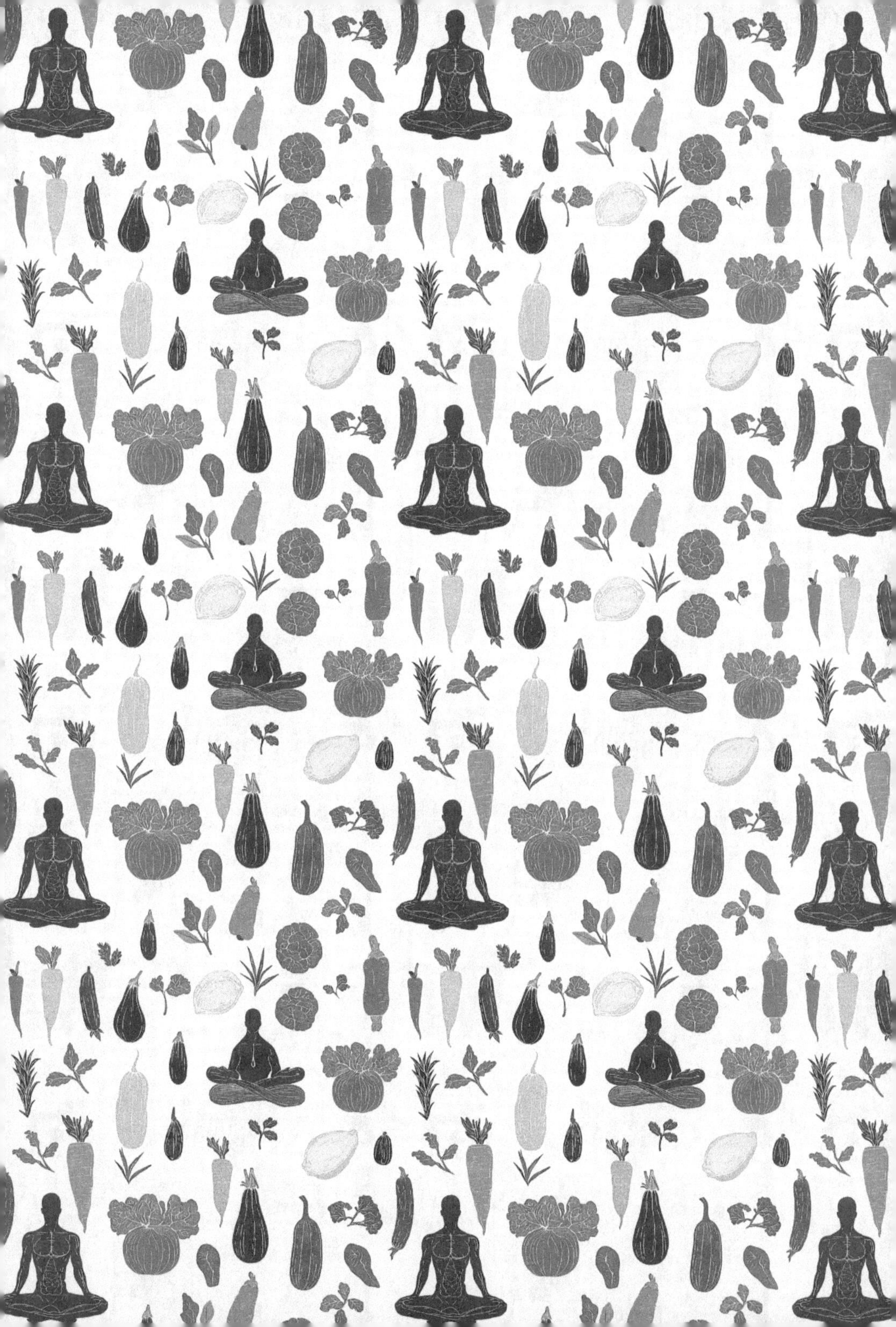

Kolibri 360 GmbH
Ferdinand-Jühlke-Straße 7
99095 Erfurt, Deutschland
produktsicherheit@kolibri360.de